揉揉捏压

消百病全书

主编 ■ 高海波 刘红

江苏凤凰科学技术出版社
· 南京 ·

十二正经

十二正经是人体经络系统的主体，它们包括：手太阴肺经、手厥阴心包经、手少阴心经、手阳明大肠经、手少阳三焦经、手太阳小肠经、足阳明胃经、足少阳胆经、足太阳膀胱经、足太阴脾经、足厥阴肝经、足少阴肾经。

● 手太阴肺经

主治病症：咳嗽、气喘、气短、咯血、咽痛、感冒，行经部位痛麻或活动受限等。

中府

天府

经渠

鱼际

云门

侠白

尺泽

孔最

列缺

太渊

少商

穴位数量	经络穴位走向	穴位分布
11个	起于中府 止于少商	2个穴位是在前胸上部，其他9个分布在上肢内侧前缘

手阳明大肠经

主治病症：腹痛、肠鸣、泄泻、便秘、咽喉肿痛、齿痛，本经循行部位疼痛、热肿或寒冷麻木等。

口禾髎
迎香
扶突
天鼎
巨骨
肩髃
臂臑
手五里
肘髎
手三里
下廉
温溜
偏历
阳溪
合谷
三间
二间
商阳
曲池
上廉

穴位数量	经络穴位走向	穴位分布
20 个	起于商阳 止于迎香	5 个穴位在颈、面部，其他 15 个则分布在上肢外侧前缘

足阳明胃经

主治病症：肠鸣腹胀、水肿、胃痛、呕吐或消谷善饥、口渴、咽喉肿痛、鼻衄，胸部及膝膑等本经循行部位疼痛、热病、发狂等。

承泣
四白
巨髎
地仓
气舍
头维
下关
颊车
大迎
人迎
水突
缺盆
气户
库房
屋翳
膺窗
乳中
乳根
不容
承满
梁门
关门
太乙
滑肉门
天枢
外陵
大巨
水道
归来
气冲
髀关
伏兔
阴市
梁丘
犊鼻
足三里
上巨虚
丰隆
下巨虚
条口
解溪
冲阳
陷谷
内庭
厉兑

穴位数量	45 个
经络穴位走向	起于承泣 止于厉兑
穴位分布	30 个穴位在腹、胸部和头面部，而其他 15 个则分布在下肢的外侧前缘

足太阴脾经

主治病症：胃脘痛、食则呕、嗳气、腹胀便溏、黄疸、身重无力、舌根强痛、下肢内侧肿胀、厥冷等。

穴位数量	21 个
经络穴位走向	起于隐白 止于大包
穴位分布	10 个穴位分布在侧胸腹部，而其他 11 个则分布在下肢内侧前缘

周荣

大包

胸乡
天溪

食窦

腹哀

大横
腹结

府舍

箕门

血海

阴陵泉

地机

漏谷

三阴交

商丘

公孙

隐白　大都　太白

● 手少阴心经

主治病症：心痛、咽干、口渴、目黄、胁痛、上臂内侧痛、手心发热等。

极泉

青灵

少海

灵道

通里

阴郄

神门

少府

少冲

穴位数量	经络穴位走向	穴位分布
9个	起于极泉 止于少冲	1个穴位在腋窝部，而其他8个穴位则位于上肢内侧后缘

● 手太阳小肠经

主治病症：少腹痛、
腰脊痛引睾丸、耳聋、
目黄、颊肿、咽喉肿痛、
肩臂外侧后缘痛等。

颧髎
听宫
天容
天窗

肩中俞
肩外俞
曲垣
秉风
臑俞
天宗
肩贞

小海

支正

养老
阳谷
腕骨
后溪
前谷

少泽

穴位数量	经络穴位走向	穴位分布
19 个	起于少泽 止于听宫	8 个穴位分布在上肢外侧后缘，11 个穴位在肩、颈、面部

足太阳膀胱经

主治病症：小便不通、遗尿、癫狂、疟疾、目痛、见风流泪、鼻塞多涕、鼻衄、头痛，项、背、臀部及下肢循行部位痛麻等。

穴位数量	67 个
经络穴位走向	起于睛明 止于至阴
穴位分布	49 个穴位分布在头面部、项背部和腰背部，18 个穴位分布在下肢外侧后缘和足的外侧部

足少阴肾经

主治病症：咯血、气喘、舌干、咽喉肿痛、水肿、大便秘结、泄泻、腰痛、股内后侧痛、痿弱无力、足心热等。

穴位数量	27 个
经络穴位走向	起于涌泉 止于俞府
穴位分布	10 个穴位分布在下肢内侧后缘，17 个穴位分布在胸腹部前正中线旁开 0.5 寸

俞府
彧中
神藏
灵墟
神封
步廊
幽门
腹通谷
商曲
阴都
石关
肓俞
中注
四满
气穴
大赫
横骨
涌泉
阴谷
筑宾
交信
复溜
太溪
大钟
照海
水泉
然谷

手厥阴心包经

主治病症：心痛、胸闷、心悸、心烦、癫狂、腋肿、肘臂挛痛、掌心发热等。

天池
天泉

曲泽

郄门
间使
内关
大陵
劳宫

中冲

穴位数量	经络穴位走向	穴位分布
9个	起于天池 止于中冲	8个穴位分布在上肢内侧中间，1个穴位在前胸上部

● 手少阳三焦经

主治病症：腹胀、水肿、遗尿、小便不利、耳聋、咽喉肿痛、目赤肿痛、颊肿，耳后、肩臂、肘部外侧痛等。

穴位数量	经络穴位走向	穴位分布
23 个	起于关冲 止于丝竹空	13 个穴位分布在上肢背面，10 个穴在颈部、耳轮后缘、眉毛外端

● 足少阳胆经

主治病症：口苦、目眩、疟疾、头痛、颔痛、目外眦痛，缺盆部、腋下、胸胁、下肢外侧、足外侧痛等。

穴位数量	44 个
经络穴位走向	起于瞳子髎 止于足窍阴
穴位分布	15 个穴位分布在下肢的外侧中间，29 个穴位在臀、侧胸、侧头部

● 足厥阴肝经

主治病症：腰痛、胸满、呃逆、遗尿、小便不利、疝气、少腹肿痛等。

期门

章门

急脉

阴廉
足五里

阴包

曲泉

膝关

中都
蠡沟

中封

太冲
行间

大敦

穴位数量	14 个
经络穴位走向	起于大敦 止于期门
穴位分布	2 个穴位分布于腹部和胸部，其他 12 个在下肢部

国际标准针灸穴位图

耳郭正面穴位

耳郭背面穴位

15

16

自己动手，收获健康

自古以来，如何满足人们对健康长寿的强烈渴望一直都是无数医学者和养生学者为之奋斗的目标之一。然而，随着科技的发展和社会的进步，环境的污染，生活节奏的加快，现代人面临的工作和生活压力的加重，这些因素都严重威胁着人类的身体健康。21世纪，人类进入了"健康世纪""养生年代"，人们对生活品质的追求越来越着重体现在对健康体质的不断追求上。一些在日常生活中简便易学又安全可靠的防病健身方法日渐受到人们的欢迎和推崇。人们都希望有这样一种方法，可以不受场地的限制，无需特殊的器械设备，随时随地都可以进行，既疗效显著，又经济实惠。在这样的情况下，指压按摩这一自然环保的传统中医疗法，越来越为现代人所接受，并发挥着其强身健体、延年保健的养生作用。

经络学说是祖国传统医学基础理论的核心之一，最早可以追溯至春秋战国时期的《黄帝内经》。在两千多年的医学长河中，它一直为保障各族人们的健康而发挥着重要的作用。站在现代医学的角度来看，指压按摩疗法灵活地运用了人体经络学说这一基础理论，在一个完全不同的医疗体系内，实现了人体的自我调整、自我治愈、自我康复，达到了只需通过外部的物理刺激，即可获得健康的神奇疗效。

譬如手太阴肺经的中府穴对治疗肺部不适导致的胸闷、气短、心情郁闷等症状，就有立竿见影的效果。长期久坐的上班族，经常维持同一个姿势，常有肩膀酸痛、颈项僵硬等问题，往往到了50岁的时候，就容易患有常见的"五十肩"，而刺激肩井穴、肩髎穴就能很好地对治这些病症。大多数病症在人体特定的经络穴位上都有相应的表现，这就为我们进行按摩指压疗法提供了极大的方便。

本书所介绍的指压按摩方法既简单，又有效，有着以下强大的优势。

● 工具就在身边

针灸需要专门的长针，艾灸则需要专门的艾条或艾绒，拔罐、刮痧等都需要有专门的工具才能进行，而按摩指压的工具就是你的手指。如此便免去你了购买专门工具的金钱和时间。如果你觉得手指力度不够或长时间按压太累，还可以用笔头、伞柄、叉子、牙签等各种身边的工具来代替，十分简便。

● 场所就在当下

在做指压按摩时，除了少数需要躺下进行才能刺激到穴位之外，其余穴位均在双手可及的范围之内。一个人就可操作，无需任何特定场所，利用乘车、看电视、打电话等琐碎时间就可以进行。即使你生活再忙碌，也可轻松地持之以恒，早日消除身体上让你烦恼已久的不适感。

● 指压按摩，即可了解身体状况

人体的每个穴位都通过经络与体内的脏器相关联，通过对穴位的按摩指压，我们可以轻松地了解自身的健康状况。指压按摩一个地方，如果没有任何反应，就说明这个地方不是穴位。再换一个地方指压，如果有酸、麻、胀的感觉，就说明还算正常，是按对了穴位。如果按压的地方有痛感，说明此处经络或阻塞，与之相对应的脏器也可能存在病变，这正如中医上所说的"通则不痛，痛则不通"。

● 绿色环保，投入少收益高

指压按摩是最绿色、最环保的保健疗法，它没有任何副作用，疗效非常显著。掌握一些指压按摩知识，我们就可以在身体有不适症状时，通过轻轻指压按摩来缓解，而不必求助于药物，或者花昂贵的费用去医治，可以说是用最少的投入获得最大的健康收益。

本书将各种疾病分门别类，详细介绍了各类疾病的对症按摩和指压方法，还详细讲解了每个穴位的精确位置，方便读者精准取穴。此外，还对按摩的手法、力度、时间等要点进行了详细介绍，并有真人示范，保证让你一看就懂，一学就会。

如此简便而又舒适的治病保健方法就在你面前了，你还在等什么呢？快快行动起来吧！

Contents 目录 ▶

什么是按摩

　　按摩，又称推拿，是指根据患者的具体病情，利用按摩者的双手（或肢体）在体表相应的经络、穴位和痛点上，利用肢体活动来防病、治病的一种物理疗法。

十二经脉循环流注顺序图

　　十二经脉也被称为"正经"，是人体经络系统的主体，其主要特征是表里经脉相合，与相应脏腑络属。

手平伸，掌心向下，用另一手轻握小指，弯曲拇指，指尖到达的小指指甲下缘，靠近无名指侧的边缘处即是该穴。

按摩少冲穴可养心

少冲穴主治一切心脏疾患，如热病昏迷、心悸、心痛等症。长按此穴，对肋间神经痛、喉头炎、结膜炎等症也会有很好的调理和保健功效。

将右手中间3个手指并拢，无名指放在左手腕横纹上，这时右手食指和左手手腕交叉的中点即是。

按摩内关穴可和胃

按摩内关穴对于因怀孕而致的呕吐、晕车、恶心想吐、胸胁痛、上腹痛、腹泻等症状，具有明显的缓解作用。

正坐、垂足，将一足抬起，跷放在另一腿膝盖上。再以另一手轻握脚腕，四指放脚背上，拇指指腹所压之处即是。

按摩复溜穴可补肾

本穴能调肾气、清湿热。长期按揉此穴，对于腹胀、泄泻、水肿、盗汗、脚气病等症，都会有很好的调理保健功能。

正坐、举双手，四指指尖朝上，掌心向前，拇指指腹向内，按两边眉毛外端凹陷之处即是。

常按丝竹空穴可治眼睛充血

第三章 舒缓压力的指压按摩疗法

正坐，双手食指、中指、无名指三指放于大腿的前外侧，从膝盖上线再向上1/3处，其余两指跷起，则中指指腹所在的位置即是。

按摩伏兔穴可缓解脚麻

正坐，轻抬左臂，屈肘，将手肘内弯，用另一手拇指下压此处凹陷处即是。

常按曲池穴可治咽喉炎

第四章　慢性病的指压按摩

正坐或仰卧,右手五指并拢,手指朝下,将拇指放于肚脐处,则小指边缘与肚脐所对的位置即是。

常按大横穴可治疗便秘

便秘的表现是大便次数减少,或粪便干燥、排出困难。并可伴随有腹痛、腹胀、食欲减退等症。如遇此症,可常按中脘、大横、命门等穴,可治疗便秘。

正坐或仰卧,双手掌心向自己,指尖朝下,放在双乳下、肋骨上。用拇指、食指直下掌根处,形状像条鱼一般的肉厚处所按位置即是。

常按章门穴可治消化性溃疡

第五章　内科疾病的指压按摩

揉揉捏压消百病全书

按压云门穴可缓解肩痛
　　拇指置于肩前的云门穴上，以指尖稍微立起的方式做指压，用四指叩住手臂以稳定力度。

正坐，手平伸，屈肘，掌心向自己，肘臂弯曲约呈90°。用另一手轻握手腕下，拇指在内侧，四指弯曲置于外侧，食指指尖在阳池穴上，那么小指指尖所在位置即是支沟穴。

常按支沟穴可治网球肘

第六章　外科疾病的指压按摩

正坐目视前方，口微张开。举双手，指尖朝上，掌心向前。将拇指指尖置于耳屏前凹陷正中处，则拇指指尖所在的位置即是该穴。

常按听宫穴可治耳鸣

耳鸣是指耳内有异常声响，夜间症状更为明显，它主要是一种主观感受。如遇此症，可常按听会、听宫、翳风、侠溪四穴。

按压三阴交穴可缓解痛经

两手抓住脚，以左右拇指重叠的手势来指压三阴交穴，以惯用的那只手的拇指在下面朝胫骨方向施力，会比较有效。

第七章　五官科疾病的指压按摩

第八章　妇科、男科病的指压按摩

揉揉捏压消百病全书

第九章　小儿疾病的指压按摩

第十章　女性必学的美容穴

温暖中极穴，可治遗尿

特意将双手温热后，两手掌交叠置于下腹部的中极穴之上，一直到下腹部感觉有温暖的刺激为止，中极穴的位置如上图所示。

用热风温热风门穴能缓解发热

左右晃动吹风机，以热风吹热风门穴，能使背部积留的寒气消散。而以热风来刺激背部肌肉，只要肌肉因温热而得以伸展，即可有助于缓解感冒发热。

正坐，举臂抬肘，肘约与肩同高，屈肘向头，双手置于耳后，掌心向内，指尖朝上，四指轻扶头（耳上）两侧。拇指指腹所在位置即是。

常按风池穴可治脱发

正坐，双手轻握拳，食指、中指并拢，中指指尖贴鼻翼两侧，中指指尖所在的位置即是。

常按迎香穴可治酒糟鼻

第十一章　按出好身材的减肥穴

附录一　常用骨度分寸表

附录二　八段锦

● 阅读导航

我们在此特别设置了阅读导航这一单元，对内文中各个部分的功能、特点等作一说明，这必然会大大地提高读者在阅读本书时的效率。

病症概述

解说每种疾病主要症状的具体特征，读者可以结合该部分来对照自己的身体，看自己是否有类似的症状或感觉，尽早发现自己的病情，尽早治疗。

病理原因

从现代医学或中医的角度分析该疾病产生的原因，帮助读者了解该疾病的病理特征。了解了病因病理，读者就可以防微杜渐，防止该疾病的发生或减缓其侵害人体的速度。

按摩步骤

这是疾病的按摩步骤，建议读者按步骤进行按摩，依循疾病治疗法的连贯性原则，才更容易达到相辅相成的良好疗效。

食疗保健

针对疾病特别配置的营养健康食疗，可以配合按摩食用，也可单独食用。按摩与食疗，二者相辅相成，双管齐下，相得益彰。

精确取穴

在人体穴位挂图上，用牵线标出穴位，并附加穴位位置的文字说明，十分的生动形象，让读者可以迅速辨认穴位位置。

照片展示

真人照片展示按摩部位的宏观位置以及取穴方法、按摩手法，更为明白和直观。

健康贴士

温馨的健康贴士，提示该疾病应该注意的生活细节，以及有效的防范和治疗方法。从小处着手，减少发病概率，减缓病情发展。

阅读导航

29

● 按摩养生特效穴

少商穴 　清肺止痛，解表退热

　　将拇指伸出，以另一手食指、中指两指轻握，再将另一手拇指弯曲，以指尖垂直掐按处即是。

配伍治病

咽喉肿痛：少商配商阳

功用

清肺止痛，解表退热

孔最穴 　调理肺气，清热，凉血止血

　　手臂向前，仰掌向上，以另一手握住手臂中段处。用拇指指甲垂直下压处即是该穴。左右各有一穴。

配伍治病

咳嗽、气喘：孔最配肺俞和尺泽
咳血：孔最配鱼际

功用

调理肺气，清热，凉血止血

合谷穴 　镇静止痛，通经活络，清热解表

　　手轻握空拳，弯曲拇指与食指，两指尖轻触、立拳，以另一手掌轻握拳外，以拇指指腹垂直下压处即是该穴。

配伍治病

头痛：合谷配太阳
目赤肿痛：合谷配太冲
鼻疾：合谷配迎香

功用

镇静止痛，通经活络，清热解表

曲池穴 *清热和营，降逆活络*

正坐，轻抬左臂，屈肘，手肘内弯时用另一手拇指指腹下压此凹陷处即是。

配伍治病

感冒发热、咽喉炎、扁桃体炎：**曲池配合谷、外关**

上肢瘫痪：**曲池配肩髃、外关**

功用

清热和营，降逆活络

承泣穴 *通络，止痛，明目*

正坐、仰靠或仰卧，眼睛直视前方，食指与中指伸直并拢，中指贴于鼻侧，食指指尖位于下眼眶边缘处，则食指指尖所在之处即是该穴。

配伍治病

目赤肿痛：**承泣配太阳**

口眼歪斜：**承泣配阳白**

功用

通络，止痛，明目

人迎穴 *利咽消肿，降气平喘*

正坐或仰靠，拇指与小指弯曲，中间三指伸直并拢，将无名指位于喉结旁，食指指腹所在的位置即是。

配伍治病

高血压：**人迎配大椎、太冲**

功用

利咽消肿，降气平喘

● 按摩养生特效穴

膻中穴 止咳平喘，调气止痛

正坐，伸双手向胸，手掌放松，约呈瓢状，掌心向下，中指指尖置于双乳的中点位置即是。

配伍治病

急性乳腺炎：膻中配曲池、合谷
急性心肌梗死：膻中配内关、三阴交和巨阙

功用

止咳平喘，调气止痛

内庭穴 通络活血，消食导滞

正坐屈膝，把脚抬起，放另一腿上，用对侧手之四指置脚掌底托着，手拇指在脚背，并置于第2趾与第3趾之间，脚缝尽处的凹陷处即是。

配伍治病

牙龈肿痛：内庭配合谷
热病：内庭配太冲、曲池、大椎

功用

通络活血、消食导滞

三阴交穴 活血调经，通络止痛

正坐，抬脚置于另一腿上，以另一侧手除拇指外的四指并拢伸直，并将小指置于足内踝上缘处，则食指下、内踝尖正上方胫骨后缘凹陷处即是该穴。

配伍治病

肠鸣泄泻：三阴交配足三里
月经不调：三阴交配中极

功用

活血调经，通络止痛

环跳穴 运化水湿

自然站立，或侧卧，伸下足、屈上足，同侧手叉同侧臀上，四指在前，拇指指腹所在位置即是。

配伍治病

下肢痹痛：环跳配殷门、阳陵泉和委中
风疹：环跳配风池和曲池

功用

运化水湿

乳根穴 通络止痛，降气平喘

仰卧或正坐，轻举两手，覆掌于乳房，拇指在乳房上，其余四指在乳房下，食指贴于乳房边缘，食指第2指间关节所在之处即是。

配伍治病

乳汁不足：乳根配乳中

功用

通络止痛，降气平喘

四白穴 活血通络，明目退翳

先以两手中指和食指并拢伸直，不要分开，然后中指指腹贴鼻翼一侧，食指指尖所按之处即是。

配伍治病

口眼歪斜：四白配阳白、地仓、颊车、合谷
眼睑瞤动：四白配攒竹

功用

活血通络，明目退翳

● 按摩养生特效穴

地仓穴 | 活血祛风

正坐或仰卧，轻闭口，举两手，用食指指甲垂直下压唇角两旁外侧即是。

配伍治病

口歪、流涎：地仓配颊车、合谷

功用

活血祛风

肩贞穴 | 通利耳窍，疏经活络

双臂互抱，双手伸向腋后，中指指腹所在的腋后纹头之上即是。

配伍治病

肩周炎：肩贞配肩髃、肩髎
上肢不遂：肩贞配肩髎、曲池、肩井、手三里、合谷

功用

通利耳窍，疏经活络

攒竹穴 | 活血通络，明目止痛

正坐，轻闭双眼，两手肘撑在桌面，四指指尖向上，将两拇指指腹由下往上置于眉棱骨凹陷处，则拇指指腹所在之处即是该穴。

配伍治病

口眼歪斜、眼睑下垂：攒竹配阳白

功用

活血通络，明目止痛

天柱穴 *清热明目，通络止痛*

正坐，双手举起，抬肘，掌心朝前，向着后头部，四指指尖朝上，将拇指指腹置于后枕骨正下方凹陷处，即大筋两侧外凹陷处，则拇指指腹所在之处即是该穴。

配伍治病

头痛项强：天柱配大椎

功用

清热明目，通络止痛

委中穴 *通络止痛，化气利水*

端坐垂足，双手轻握大腿两侧，拇指在上，其余四指在下，食指放于膝盖里侧，即腘弯的中央，则食指指腹所在之处即是该穴。

配伍治病

腰痛：委中配肾俞、阳陵泉、腰阳关、志室、太溪

便血：委中配长强、次髎、上巨虚、承山

功用

通络止痛，化气利水

承山穴 *舒筋活络*

正坐，将欲按摩之脚抬起，置放在另外一腿的膝盖上方。用同侧的手掌握住脚踝，拇指指腹循着脚后跟正中直上，在小腿肚下，"人"字形的中点处即是该穴。

配伍治病

痔疾：承山配大肠俞

下肢痿痹：承山配环跳、阳陵泉

功用

舒筋活络

● 按摩养生特效穴

涌泉穴 *清热止痛，醒神开窍*

正坐，跷一足于另一膝上，足心朝上，用另一手轻握足跟，四指置于足背，弯曲拇指，指腹按压处即是。

配伍治病

喉痹：涌泉配然谷
热病挟脐急痛：涌泉配阴陵泉

功用

清热止痛，醒神开窍

肩井穴 *通经止痛*

正坐，交抱双手，掌心向下，放在肩上，以中间三指放在肩颈交会处，中指指腹所在位置即是。

配伍治病

脚气、足部酸痛：肩井配足三里和阳陵泉

功用

通经止痛

天池穴 *散热降浊*

正坐，举双手，掌心朝向自己胸前，四指相对，用拇指指腹向下垂直按压处即是。

配伍治病

咳嗽：天池配列缺和丰隆
胁痛：天池配支沟

功用

散热降浊

按摩养生特效穴

内关穴 和胃降逆，通络止痛

将右手中间3个手指并拢，无名指放在左手腕横纹上，这时右手食指和左手手腕交叉的中点，就是内关穴。

配伍治病

痛经：内关配三阴交和素髎
落枕：内关配外关

功用

和胃降逆，通络止痛

殷门穴 舒筋通络，强壮腰膝

正坐，双手食指与中指并拢，其他手指弯曲，放于大腿后正中、臀部与膝盖的中间位置偏上处，则中指指腹所在位置即是。

殷门

配伍治病

腰痛：殷门配大肠俞

功用

舒筋通络，强壮腰膝

丝竹空穴 祛风通络，清热止痛

正坐，举双手，四指指尖朝上，掌心向前，拇指指腹向内，按两边眉毛外端凹陷之处即是。

配伍治病

牙痛：丝竹空配耳门

功用

祛风通络，清热止痛

37

● 按摩养生特效穴

大椎穴 泻热通经，行气活血，止痉止痛，强身保健

正坐或俯卧，伸左手由肩上反握对侧颈部，虎口向下，四指扶右侧颈部，四指指尖向前，拇指指腹所在位置即是。

配伍治病

虚损、盗汗、劳热：**大椎配肺俞**
预防流行性脑脊髓膜炎：**大椎配曲池**

功用

泻热通经，行气活血，止痉止痛，强身保健

风池穴 祛风解表，清利头目，通利诸窍，熄风安神

正坐，举臂抬肘，肘约与肩同高，屈肘向头，双手置于耳后，掌心向内，四指指尖朝上，四指轻扶头（耳上）两侧，拇指指腹所在位置即是。

配伍治病

偏头痛：风池配合谷和丝竹空
目痛不能视：风池配脑户
落枕：风池配天柱、后溪

功用

祛风解表，清利头目，通利诸窍，熄风安神

阳陵泉穴 疏肝利胆，通经活络

正坐，垂足，约呈90°，上身稍前俯，用左手手掌轻握右腿膝盖前下方，四指向下，拇指指腹所在位置即是。

配伍治病

半身不遂：阳陵泉配曲池
胸胁痛：阳陵泉配足三里和上廉

功用

疏肝利胆，通经活络

足窍阴穴 *清利头目，清热止痛*

正坐，垂足，抬左足跷置于座椅上，伸左手，轻握左脚第4趾，四指在下，弯曲拇指，用指甲垂直轻轻掐按处即是。

配伍治病

神经性头痛：足窍阴配太冲、太溪和内关

胆道疾患：足窍阴配阳陵泉、期门、支沟和太冲

功用

清利头目，清热止痛

肩中俞穴 *解表宣肺*

双手手心向面部一侧，沿颈项处伸向背部，小指挨着颈项，则中指指腹所在之处即是该穴。

配伍治病

肩背疼痛：肩中俞配肩外俞、大椎

功用

解表宣肺

丰隆穴 *化痰，通络，活血，止痛*

正坐，屈膝垂足，按取外膝眼到外踝尖连线中点处即是。

配伍治病

眩晕：丰隆配风池

咳嗽痰多：丰隆配肺俞、尺泽

功用

化痰，通络，活血，止痛

● 按摩养生特效穴

命门穴 补肾壮阳，调经固涩，强身健体

正坐，伸两手至腰背后，拇指在前，四指在后。双手中指指腹相碰触的所在位置即是。

配伍治病

遗精、早泄：命门配肾俞和太溪
破伤风、抽搐：命门配百会、筋缩和腰阳关

功用

补肾壮阳，调经固涩，强身健体

百会穴 升阳举陷，益气固脱

正坐，举双手，虎口张开，拇指指尖碰触耳尖，掌心向头，四指朝上。双手中指在头顶正中相碰触的所在位置即是。

配伍治病

中风失音：百会配天窗
小儿脱肛：百会配长强和大肠俞

功用

升阳举陷，益气固脱

太溪穴 补肾壮阳，通络止痛

正坐，抬一足置于另一腿膝盖上。用同侧手轻握，四指置放在脚腕，弯曲拇指，指腹按压处即是。

配伍治病

热病、心烦、足寒痛：太溪配然谷
肾胀：太溪配肾俞
心痛如锥刺：太溪配支沟、然谷

功用

补肾壮阳，通络止痛

关元穴 培补元气，保健强身

正坐，双手置于小腹，掌心朝内，双手中指指腹相触碰的所在位置即是。

配伍治病

中风脱证：关元配气海、肾俞和神阙

虚劳里急、腹痛：关元配足三里、脾俞和公孙

功用

培补元气，保健强身

曲泉穴 清利湿热，通调下焦

屈膝正坐，手掌置于腿的外侧，拇指置于膝盖上，四指并拢置于膝内侧横纹端凹陷处，中指指尖所在的位置即是。

配伍治病

胆道疾患：曲泉配丘墟和阳陵泉

痛经：曲泉配归来和三阴交

功用

清利湿热，通调下焦

肩髎穴 通络止痛

站立，将两只手臂伸直，肩峰的后下方会有凹陷，肩髎穴就位于此凹陷处。

配伍治病

肩臂痛：肩髎配曲池

肋间神经痛：肩髎配外关和章门

功用

通络止痛

本章看点

- 经络不通，百病全生

  经络"内属于脏腑，外络于肢节"，负责沟通内外，运行气血

- 打通经络就能治病养生

  经络是气血运行的通道，只有经络通畅，周身气血才能川流不息地运行

- 找准穴位，再通经络

  穴位就是人体脏腑经络气血输注出入于体表的特殊部位

- 十四经脉气血的流注方向

  十二经脉之间存在着固定的连接顺序，经脉中的气血运行也按照同样的顺序

- 自我检测：经络是否通畅——按穴位测虚实

  如果脏腑出了问题，那么病变就会反映在相应的经络穴位上

- 自我检测：经络是否通畅——冷体质检测表

  所谓"冷体质"就是中医所说的虚寒体质，包括气虚、血虚、阳虚三类

- 按摩术及其作用原理

  按摩，又称推拿，是人类总结发展出的一种古老的医疗方法

- 按摩的力度与常规部位

  按摩力度的掌控要达到平稳均匀、连贯有效

- 按摩的适应证及禁忌证

  按摩可以治疗多种常见疾病，但在临床上也有一些禁忌证

  ......

第一章

指压按摩基础

　　在中国医学保健与治疗的物理疗法研究史上，指压按摩以其源远流长的发展史和简便易行的操作特点及其灵验卓越的治疗效果，不断地巩固着其深入人心的地位。这项凝聚了千百年智慧的理疗方法，已经发展得越来越系统化和科学。本章主要简要介绍指压按摩的基本常识，帮助读者对按摩有一个初步的认识。

① 经络不通，百病全生

经络的组成包括经脉和络脉，"经"代表主干，"络"代表分支。人体的经络系统主要由十二经脉、奇经八脉、十二经筋、十二经别、十二皮部、十五络脉等组成。

● 经络系统的组成

经络以十二经脉为主，其"内属于脏腑，外络于肢节"，负责沟通内外，使气血运行通畅。奇经八脉具有着特殊的作用，它们统率、联络其他经络，并调节经络中的气血盛衰。十二经脉在胸、腹及头部的重要支脉就是十二经别，它们沟通脏腑，加强了表里经的联系。十五络脉是十二经脉以及任、督二脉在四肢以及躯干前、后、侧三部的重要支脉，包括脾之大络，具有渗灌气血和沟通表里的作用。此外，受经络支配，经络外部筋肉分为十二经筋，皮肤也按经络的分布分为十二皮部。

● 经络联系着各个脏腑

人体中的经络系统是一个纵横交错、沟通内外、联系上下的整体，它沟通了人体中脏与脏、脏与腑、腑与腑、脏腑与五官之间的联系，从而使人体成为一个有机的整体。除此之外，人体中的五脏六腑、四肢百骸以及皮肉筋骨等组织，之所以能保持一种相对的平衡，完成正常的生理活动，也是依靠经络系统的联络沟通完成的。

● 经络主导体内气血运行

气血是人体生命活动的物质基础，其作用是濡润全身脏腑组织，使人体完成正常的生理功能。经络是人体气血运行的通道，气血只有通过经络系统才能被输送到周身，从而将营养物质提供给全身各脏腑组织，使各组织得到濡养。

● 经络可以抵御外邪

由于经络系统的作用是运行气血，那么它就可以使营卫之气密布周身，尤其是随着散布于全身的络脉运行。卫气是一种具有保卫机体功能的物质，它能够抵御外邪的入侵。外邪侵犯人体往往由表及里，先从皮毛开始，所以当外邪侵犯机体时，卫气就会首先发挥其抵御外邪、保卫机体的作用。

所以，如果经脉不通，气血不能顺畅地流通，各种营养物质不能输送到五脏六腑，人体抵御外邪的能力下降，外邪侵袭就会导致相应脏腑发生病变，各种疾病也会随之而产生。

十四条经络不通的常见症状

经络	常见症状
手太阴肺经	过敏性鼻炎、皮肤干燥；气短、胸闷、面色及皮肤无华；怕风、易出汗、咽干咳嗽
手阳明大肠经	青筋暴露、斑点多、肠胃功能减弱；肩周炎、慢性咽喉炎；牙痛、头痛、口干、皮肤过敏
足阳明胃经	咽喉痛、胃痛、怕热、消化不良；倦怠、膝关节酸痛、便秘；口干舌燥、身体消瘦
足太阴脾经	呕吐胸闷、倦怠、虚胖；头胀、头脑不清、湿重脚肿、便溏；关节酸胀、糖尿病；脘腹胀气、吸收不良、口淡
手少阴心经	气短、有压力感、忧郁易怒；心烦、心惊、心悸、心闷、心痛；口腔溃疡、口干、口臭
手太阳小肠经	腹泻、手脚冰凉、肩周炎；吸收不良、虚胖；小腹绕脐而痛、心闷、头顶痛
足太阳膀胱经	恶风怕冷、颈项不舒、腰背肌肉胀痛；腰膝酸软、下肢静脉曲张；尿频尿多、尿黄、前列腺增生
足少阴肾经	手足怕冷、口干舌燥、足跟痛、腰膝酸痛、咽喉炎；月经不调、性欲减退；前列腺增生、尿频、尿少、尿黄
手厥阴心包经	心烦、健忘、胸闷、口干；失眠、多梦、易醒、难入睡、神经衰弱
手少阳三焦经	偏头痛、头晕、耳鸣、上热下寒；手足怕冷、倦怠易怒；皮肤易过敏；肌肉关节酸痛无力、食欲不振
足少阳胆经	情绪低落、便溏、便秘、皮肤萎黄；口干口苦、偏头痛、惊悸；痰湿内蕴、有结节或肿块；消化不良、关节痛、脂肪瘤
足厥阴肝经	眩晕、血压不稳、易怒冲动；口干口苦、情志抑郁、胸胁胀痛；月经不调、乳房疾病、小便黄；皮肤萎黄、易倦乏力、前列腺增生
督脉	颈椎病、腰痛、痔疮、便秘；虚寒怕冷、手足冷、疲劳乏力；阴阳失调
任脉	怕热汗多、阴阳失调、月经不调；阳痿、性冷淡、消化不良、胸闷气喘

①

打通经络就能治病养生

经络是气血运行的通道，只有经络通畅，周身气血才能川流不息地运行，才能确保脏腑相通、阴阳交互、内外相通，从而供给脏腑充足的营养物质，濡润身体各个组织，以确保新陈代谢旺盛，生命活动正常进行。《素问·调经论》说："五脏之道，皆出于经隧，以行气血，血气不和，百病乃变化而生。"由此可知，古人早就已经认识到经络通畅的重要性了，且现代人依然将畅通经络作为养生的指导原则之一，贯穿于各种养生方法之中。

● 十二经脉与脏腑的关系

十二经脉也被称为"正经"，是人体经络系统的主体，它们包括：手太阴肺经、手厥阴心包经、手少阴心经、手阳明大肠经、手少阳三焦经、手太阳小肠经、足阳明胃经、足少阳胆经、足太阳膀胱经、足太阴脾经、足厥阴肝经、足少阴肾经。其主要特征是表里经脉相合，与相应脏腑络属。十二经脉具有沟通身体内外，将气、血、津液等营养物质运输至五脏六腑的作用，所以疏通十二经脉，五脏六腑就可及时得到足够的营养物质，从而保持身体正常的生命活动。

● 奇经八脉调节气血盛衰

奇经八脉即"奇经"，是人体中别道奇行的经脉，包括督脉、任脉、冲脉、带脉、阴维脉、阳维脉、阴跷脉、阳跷脉。其中的任脉和督脉，因为有自己所属的腧穴，所以和十二经脉合称为"十四经"。奇经八脉有两方面的作用：一是进一步加强沟通十二经脉的联系，起到统摄气血，协调阴阳的作用；二是对十二经脉气血有着蓄积和渗灌的调节作用，举个例子，如果说十二经脉好像江河之水，那么奇经八脉就是水库或湖泊。奇经八脉中任脉和督脉最为重要，任脉主血，督脉主气，都具有调节气血流动的作用。所以，打通了奇经八脉，体内的气血就可畅通无阻，从而能达到健体防病的目的。

经脉和身体之间存在着密切的联系，因此只要保证经脉的通畅，让气血流通不受阻碍，就能防止体内发生病变，从而达到养生保健的作用。而实现这个目标最简便的方法就是沿着十二经脉的运行走向，敲击主要穴位，打通经络，使气血运行通畅。

十二经脉对应脏腑

经脉	手太阴肺经	手阳明大肠经	足阳明胃经	足太阴脾经	手少阴心经	手太阳小肠经	足太阳膀胱经	足少阴肾经	手厥阴心包经	手少阳三焦经	足少阳胆经	足厥阴肝经
对应脏腑	肺	大肠	胃	脾	心	小肠	膀胱	肾	心包	三焦	胆	肝
对应人体系统或部位	呼吸系统、五官	消化系统、五官	消化系统、五官、下肢	消化及泌尿系统、下肢、女性生殖系统	心血管系统、颈肩神经系统	耳部、颈肩、颜面、咽喉、精神神经系统	泌尿、消化、呼吸、心血管系统，头颈、腰背	内分泌、泌尿、生殖及呼吸系统，足部	心血管、消化、精神神经系统，胸部、手臂	眼、耳、喉、面部，肩关节、头部	肝胆、头部及眼、耳、喉部	肝胆、下肢及泌尿、生殖系统

十二经脉循环流注顺序图

找准穴位，再通经络

　　穴位的学名为"腧穴"，"腧"有传输的意思，"穴"即孔隙的意思，因此穴位就是人体脏腑经络气血输注出入于体表的特殊部位。人体中分布有670个穴位，它们都是气血运行时所必经的孔穴，如果要疏通经络，就首先要保证穴位处没有阻塞。先疏通大的、重点穴位，在保健养生时更能获得事半功倍的效果。

● 穴位的分类

　　从总体上来说，穴位可以分为十四经穴、奇穴和阿是穴三大类。

　　十四经穴是位于十二经脉和任、督二脉上的穴位，简称"经穴"。十四经穴与经脉的关系密切，它不仅可以反映本经经脉及其所属脏腑的病症，也可以反映本经经脉所联系的其他经脉和脏腑的病症。奇穴又称"经外奇穴"，它有固定的穴名，也有明确的位置，但它们不能归属于十四经脉，这些穴位对某些病症具有特殊的疗效。阿是穴又称"压痛点""不定穴"等，其多位于病变部位及周边。这一类穴位的特点是既无具体名称，又无固定位置。

● 穴位的定位方法

　　常用的穴位定位法有骨度分寸法、体表解剖标志定位法、手指比量法。

　　骨度分寸法：这是一种以骨节为主要标志来测量全身各部大小、长短，并依其比例折算尺寸以作为定穴标准的方法。

　　体表解剖标志定位法：又称自然标志定位法，这是以人体解剖学的各种体表标志为依据来确定穴位位置的方法。它又可以分为固定的标志和活动的标志两种。固定的标志，是指在人体自然姿势下可见的标志，比如乳头、肚脐等。找到这些标志就可以确定穴位的位置，如脐中旁开2寸处定天枢穴等。活动的标志是指人体在做某些动作时才会出现的标志，如在耳屏与下颌关节之间微张口呈凹陷处取听宫穴等。

　　手指比量法：是一种以患者手指为标准来定取穴位的方法。由于选取的手指不同，节段亦不同，所以此法又可分为以下几种：中指同身寸法，是以患者的中指中节屈曲时内侧两端纹头之间作为1寸，可用于四肢取穴的直寸和背部取穴的横寸；拇指同身寸法，是以患者拇指指间关节的宽度作为1寸，适用于四肢部的直寸取穴；横指同身寸法，又名"一夫法"，是让患者将除拇指以外的其他四指并拢，以中指中节横纹处为准，四指横量作为3寸。

教你轻松找穴位

◉ 手指比量法：

中医里有"同身寸"一说，就是用自己的手指作为穴位的尺度。人有高矮胖瘦，骨节自有长短不同，虽然两人同时各测得1寸长度，但实际距离是不同的。

| 1寸 | 1.5寸 | 2寸 | 3寸 |

◉ 体表解剖标志定位法：

固定标志：如眉毛、脚踝、指甲或趾甲、乳头、肚脐等，都是常见的判别穴位的标志。如印堂穴位在双眉的正中央；膻中穴位在左右乳头与前正中线的交点。

动作标志：必须采取相应的动作姿势才能出现的标志，如张口取耳屏前凹陷处即为听宫穴。

◉ 骨度分寸法：

利用身体的部位及线条作为简单的参考度量，也是一个找穴的好方法。

约为两乳头的间距

约从剑突到肚脐的距离

约从肚脐到耻骨联合上缘的距离

◉ 徒手找穴法：

触摸法：以拇指指腹或其他四指手掌触摸皮肤，如果感觉到皮肤有粗糙感，或有疼痛，或酸痛、麻木、胀痛，或有硬结，那可能就是穴位所在。如此可以观察皮肤表面的反应。

抓捏法：以食指和拇指轻捏感觉异常的皮肤部位，前后揉一揉，当揉到经穴部位时，会感觉酸痛、麻木、胀痛，而且身体会自然地抽动、想逃避。如此可以观察皮下组织的反应。

按压法：用指腹轻压皮肤，画小圈揉按。对于在抓捏皮肤时感到疼痛的部位再施以按压法确认。如果指腹碰到有点状、条状的硬结就可确定是经穴所在的位置。

3

十四经脉气血的流注方向

　　十二经脉之间存在着固定的连接顺序，经脉中的气血也按照同样的顺序在全身运行。气血起始于手太阴肺经，接手阳明大肠经，再接足阳明胃经，然后依次是足太阴脾经、手少阴心经、手太阳小肠经、足太阳膀胱经、足少阴肾经、手厥阴心包经、手少阳三焦经、足少阳胆经，最后接足厥阴肝经，整个十二经脉走完为一个循环。任脉和督脉相对来说比较特殊，它们不在十二经脉的循环体系中。任脉起于小腹内胞宫，下出会阴部，经阴阜，沿腹部正中线向上经过关元等穴，到达咽喉部的天突穴；再向上在唇部左右分开，环绕上行，分别通过鼻翼两旁；最后上行至眼眶下的承泣穴，交于足阳明胃经。督脉也起于小腹内胞宫，下出会阴部，向后行于腰背正中至尾骶部的长强穴；沿脊柱上行，经项后部至风府穴，进入脑内，沿头部正中线，上行至头顶百会穴；经前额沿鼻梁直线下行过人中，最后至齿正中的龈交穴。了解经脉的运行交接顺序，有助于经络养生，可以帮助你更好地掌握疏通经络的方法。

① 手太阴肺经

手食指指端

鼻旁

② 手阳明大肠经

③ 足阳明胃经

5

手少阴心经

图 例

- - - - - 虚线为体内路线
———— 实线为体表路线
———→ 彩色箭头为体表路线走向
———→ 灰色箭头为体内路线走向

4

足太阴脾经

心中

手小指指端

6

手太阳小肠经

足大趾

眼睛靠鼻侧

7

足太阳膀胱经

眼睛靠鼻侧　　　　　　　　　足小趾端

8

足少阴肾经

14

任脉

13

督脉

9

手厥阴心包经

胸中

10

手少阳三焦经

手无名指指端

12

足厥阴肝经

足大趾外侧

11

足少阳胆经

眼睛外侧

④

5 自我检测：经络是否通畅——
按穴位测虚实

　　由于经络与脏腑相互联系，相互影响，如果脏腑出了问题，那么病变就会在相关的经络穴位上有所反应。中医有"通则不痛，痛则不通"的观点，就是说，按压穴位，如果出现疼痛的感觉，一般表示经络不通畅，若没有特殊的感觉，则表示经络中气血运行良好。因此，我们可以按压经络上几个重要的穴位，根据不同的感觉，来判断脏腑目前的状态。通常按压穴位时若出现压痛感，就表示患有实证；若觉得舒服或有快感，则为虚证；若没有特殊的感觉，则表示经络畅通。

手太阳小肠经

按压肩中俞穴：在人体的背部，当第7颈椎棘突下，旁开2寸。
按压有快感→虚
出现压痛感→实

足太阳膀胱经

按压三焦俞穴：第1腰椎和第2腰椎之间中央处，左右旁开各2指宽。
按压有快感→虚
出现压痛感→实

手少阴心经

按压少冲穴：在小指桡侧、指甲角旁约0.1寸处。
按压有快感→虚
出现压痛感→实

手阳明大肠经

按压合谷穴：拇指、食指张开时，当第1、2掌骨之中点，稍偏食指处。
按压有快感→虚
出现压痛感→实

揉揉捏压消百病全书

手少阳三焦经

按压丝竹空穴：在眉梢外端之凹陷中。
按压有快感→虚
出现压痛感→实

手太阴肺经

按压中府穴：由锁骨外侧端下缘的三角窝正中心，垂直往下推1条肋骨（平第1肋间隙）处。
按压有快感→虚
出现压痛感→实

足厥阴肝经

按压期门穴：人体胸部，乳头下第6肋间隙。
按压有快感→虚
出现压痛感→实

手厥阴心包经

按压曲泽穴：仰掌屈肘，在肘横纹、肱二头肌腱尺侧凹陷中。
按压有快感→虚
出现压痛感→实

足阳明胃经

按压天枢穴：肚脐旁开2寸即为该穴所在位置，左右各一。
按压有快感→虚
出现压痛感→实

足少阴肾经

按压涌泉穴：在足心、屈足时呈凹陷处，约足掌前1/3与后2/3交点处。
按压有快感→虚
出现压痛感→实

足太阴脾经

按压阴陵泉穴：在胫骨内侧髁下缘凹陷处取之。
按压有快感→虚
出现压痛感→实

足少阳胆经

按压丘墟穴：外脚踝的前下方凹陷处。
按压有快感→虚
出现压痛感→实

丘墟穴

自我检测：经络是否通畅——冷体质检测表

所谓"冷体质"就是中医所说的虚寒体质，包括气虚、血虚、阳虚三类，都属于比较怕冷的虚证体质。一般来说，女性为冷体质的比例比男性要多一些，而形成冷体质的原因大概包括以下几个方面：压力大、缺乏运动、常吃属性寒凉的食物、过度节食和产后调理不当等。

尤其是体内气血运行不顺畅而出现淤滞的情况，就更容易形成冷体质。

冷是身体内大多病变的根源，会引起新陈代谢缓慢，出现手脚冰凉、虚胖、头晕、头痛、便秘、腹泻、水肿、疲倦乏力、精神不振、抵抗力差、失眠、腰背酸痛、痛经、不孕等生殖系统方面的疾病，同时皮肤也没有润泽感，而且由于体内毒素排不出去，脸上还会长痘痘。身体变冷，是体内血液循环不好，经络不通畅的信号，因此冷体质的人应及时疏通经络、改善体质，从而改善身体健康状况。

现在一起来看看你是否属于冷体质吧！

□明明睡眠很充足，却容易出现眼袋。
□有时候会觉得肩膀僵硬，身体感到很累。
□女性有月经不调的问题，而且痛经比较严重。
□脚趾甲容易发白，而且趾甲面上出现细长的纹路。
□洗澡时大部分是用淋浴。
□容易便秘，就算有排便，也是像一颗颗的羊粪。
□不喜欢吃猪肝和青椒、胡萝卜等黄绿色蔬菜。
□因为运动不足已经开始自我反省。
□一天排尿的次数在5次以下。
□晚上睡觉时，会因为痉挛而痛得醒来。
□就算是盛夏也不怎么流汗。
□早上可以轻松穿上的鞋，到晚上就变紧了。
□明明就不胖，但锁骨就是不明显。
□早上起床，脸看起来像长时间水肿的样子。
□用餐一定要搭配饮料或水，否则咽不下去。
□坐在办公桌前工作，常常保持同一个姿势。

● 检测结果揭晓

● 4个选项以下

属于身体不易变冷、体内水分也充足的体质，内脏也很健康，和其他人相比，是身体比较健康的人。但是如果脸上或脚有一点水肿，就表示新陈代谢正在变缓慢，若适当做一些按摩或轻松简单的体操，血液循环就很容易恢复良好，水肿也会很快消除。建议平时多喝一些有利尿作用的咖啡或茶等。

● 5~7个选项

属于身体不易变冷、体内水分平衡不错的体质。身体内部总是温热，血液循环也保持在理想的健康状态，只要稍微再做一点简单的调整，身体就会很健康。平时可以吃温性、热性的食物，但建议多吃经过烹煮的黄绿色蔬菜，偶尔也可吃一些未经烹调的新鲜蔬菜，同时还要不间断地摄取水果。此外，多运动以及保持充足的睡眠，也是保持身体健康的重要条件。

● 8~10个选项

属于身体容易变冷、体内水分充足的体质。通常体内水分充足，皮肤也很滋润，但是由于水分多而循环慢，体内多余的水分不能顺利地排出，因此容易引起身体变冷。所以平时要多运动，还可以泡热水澡让身体暖和起来，避免过度地节食或减肥，当然也不要吃寒凉食物，以免加重身体虚冷的情形。

● 10~12个选项

属于身体易变冷但体内水分还算平衡的体质。尽管手脚、脸、皮肤不冷，体温也正常，但身体内部容易变冷，全身循环及代谢能力低，如果水喝多了身体就会变冷。建议不要喝凉啤酒或冰镇饮料，要多运动，泡热水澡。注意不要让腹部受寒，应多摄取肉桂、韭菜、姜等可以让身体暖起来的食物，辛香料也有温热身体的效果。

● 13个选项以上

属于身体容易变冷的体质，而且因为体内水分不足，排尿的次数少，排便也不顺畅，体内容易堆积毒素，同时也会反映在皮肤上，容易长痘痘。要多注意水分的补充，适度地做运动，不喝冰镇饮料，不食或少食寒凉性的食物，从而改善身体的血液循环。这类型的人可能还没察觉自己是寒性体质，但身体已经变冷，这种情况持续下去会影响激素分泌，女性更要注意。

6

⑦ 按摩术及其作用原理

> 按摩，又称推拿，古称"按硗""案杌"等，是人类在长期与疾病作斗争的过程中，逐步认识、总结发展出的一种古老的医疗方法。远古人类在生产劳动时或与野兽搏斗中，每当出现外伤、疼痛，他们都会自然地用手去抚摸或按揉患处，逐步起到化淤止痛的效果。这种人类本能的、原始的按揉方法，就是按摩的起源。

具体说来，按摩就是根据患者的具体病情，利用按摩者的双手在体表相应的经络、穴位和痛点上，利用肢体活动来防病治病的一种物理疗法。如前所述，按摩术在我国的历史极其久远。

早在黄帝时期，一个叫俞跗的人在祖先经验的基础上，总结出了"古代按摩八法"，其中一些手法至今仍在沿用，具有很好的保健作用。两千多年前的《黄帝内经》是我国现存医学文献中最早的一部总结性著作。这本书对自我保健与"精、气、神"学说作了系统精辟的论述，为按摩治病的普遍应用奠定了理论基础。在春秋战国时期和秦汉时代，按摩已发展成为医疗上一个主要的治病手段。按摩常用来治疗"筋脉不通""肢体麻痹不仁"，寒凝所致的"肌肉坚紧"及"寒气客于肠胃之间，膜原之下"等症。《汉书·艺文志》载有《黄帝歧伯·按摩十卷》，此书可能是我国第一部按摩专著。到了隋唐时代，南北和海外交通的日益发达促进了文化的交流和发展，医疗方面也有了很大进步。官方的医疗行政机构——太医署内，不仅设立了按摩专科，而且已开始按摩教学工作。这时的按摩疗法开始普遍为广大群众所接受和欢迎。到了明代，按摩疗法开始专用于治疗儿科的疾病，并取得了很大的成果。

长期以来，中国的按摩疗法在一代又一代的传承与发扬中积累成了一门系统又成熟的医疗学科。中医按摩也以其神奇的医疗效用引起了国际医务界的高度关注。许多国家都已开展了相关的研究和临床治疗工作。在科技发展日新月异的今天，按摩疗法将为人类医疗保健事业作出更大的新贡献。

揉揉捏压消百病全书

58

按摩的功效

按摩疗法是根据中医"四诊八纲""辨证施治"的原则，运用医者的双手（或肢体），在人体不同部位或穴位上施术，以达到调整阴阳平衡，扶正祛邪，进而预防和治疗疾病的一门学科。概括起来，按摩的功效主要体现在这几个方面：

提高机体的抗病能力

调节机体的脏腑功能

调节机体的平衡和神经功能

正骨复位 恢复机体运动功能

改善血液循环 促进局部炎症的吸收和水肿的消退

润滑关节 松解粘连

理筋散结 解痉止痛

按摩术的发展趋势

随着人类的进步和医学科技的飞速发展，作为一种古老的、传统的医疗保健方法，已经被推广流传了数千年的按摩术，它的未来将如何呢？目前，现代医学的发展主要表现在两个方面，一方面是医学研究越来越精细和发达，从细胞到基因的研究和治疗，无所不包；另一方面，自我保健医疗已经普及化。人们渴望能掌握一种精要、简便、易学的保健治疗方法，不受场地和器械的限制。不难想象，按摩术正好顺应了现代人的需要。可以预见，随着人们生活品质的不断提高和人们对健康体质的不懈追求，按摩术将越来越广泛和深入地走进每一个寻常百姓的心里。

7

按摩的力度与常规部位

按摩疗法是借助于外力直接作用于人体损伤部位或其他特定部位，通过特定的手法、力度、用力方向、用力频率与持续时间的把握，来调整人体功能以达到调节人体生理、病理的变化，进而达到治病强身的目的。下面为你介绍按摩力度的掌控原则与常规部位的按摩。

● 力度的轻与重

按摩手法、用力的方向与频率以及持续时间，人们容易掌握，唯有按摩力度的把握较为复杂和困难，不知从何谈起。按摩的力度过轻，会对人体不产生任何作用，而力度过重，又会对人体产生不良影响，可见按摩力度的完美控制对于人们来说尤为重要。

根据按摩力度的大小，可分为最轻、较轻、适中、较重、最重四个较为模糊的等级。其中最轻的力度可达皮毛，承受者会感到舒适柔和，通常用来松弛神经、放松肌肉以及按摩前后阶段的身心放松；较轻的力度可达血脉，承受者会有温暖、舒适、酸胀之感，通常用来疏通经络、行气活血；适中的力度可达肌肉，承受者会有酸胀、压迫之感，但可忍受，按摩之后会有浑身畅快之感，这类力度的使用较为常见，通常用来解痉止痛；较重的力度可达筋腱或脏腑之间，承受者会有明显的酸胀、压迫、放射之感，通常用来解除粘连、调理经络；最重的力度可达骨骼，这类力度的按摩手法使用并不多见，讲究对大力的控制与力度的突然爆发，主要用于各类正骨按摩，因其对施术者的技术、经验、临场应变能力要求较高，所以具体应用时须谨慎。

● 力度的辨证施与

按摩施术者对于力度的完美掌控除了取决于其自身的能力以外，按摩承受者性别年龄、体质状况、病症轻重缓急、损伤部位深浅的辨证判断，更是一切诊断治疗、施术策略、具体操作的根基。如对老人、幼儿或身体劳累、虚弱者，按摩力度宜轻，而成年人、身体强壮者按摩力度可适当加重；应对人体损伤、病症初期时，按摩力度宜轻，而人体损伤、病症晚期时，按摩力度可适当加重；应对人体较为敏感的部位或穴位时，按摩力度宜轻，而其他一般部位或穴位的按摩力度可适当加重；应对有较长病史的慢性病患者，按摩力度宜轻，而病症反应较急者的按摩力度可适当加重。

总体上，按摩的力度要做到平稳均匀、连贯有效、轻重相宜，稍重的力度必须要以承受者的耐受程度为限，不可过高。

推拿的力度掌控

不同推拿力度的效果

推拿的力度

- 过轻的力度 → 不产生任何作用
- 适宜的力度
  - 最轻 → 皮毛 → 松弛神经 放松肌肉
  - 较轻 → 血脉 → 疏通经络 行气活血
  - 适中 → 肌肉 → 解痉止痛
  - 较重 → 筋腱、脏腑 → 解除粘连 调理经络
  - 最重 → 骨骼 → 正骨推拿
- 过重的力度 → 产生不良影响

推拿力度的辨证判断

老人、幼儿或身体劳累、虚弱者
人体损伤、病症初期
人体较为敏感的部位或穴位
有较长病史的慢性病患者

宜轻

推拿力度平稳均匀、连贯有效、轻重相宜，稍重的力度须以承受者的耐受程度为限。

病症反应较急者
一般部位或穴位
人体损伤、病症晚期
成年人、身体强壮者

适当加重

⑧

● 头部

一指禅推法：以拇指指端、螺纹面或偏峰端着力于施术部位，沉肩、垂肘、悬腕，透过腕关节的摆动和拇指关节的屈伸活动来回推动。此法适用于头部、胸背与四肢的穴位，具有舒筋活血、调和营卫、祛淤消积、健脾和胃、温通经络等作用。

双运太阳法：以两手拇指指腹按压于面部两侧的太阳穴，并做环形推揉。此法力度宜轻，具有通经活络、安神醒脑等作用。

● 颈部

二龙戏珠法：以单手拇指、食指指腹相向，以虚力捏揉颈部喉结的两侧。此法力度宜轻，具有疏通经络、消炎止痛、解除咽喉不适的作用。

● 肩部

捏拿肩井法：以双手或单手反复捏拿肩部肌肉与肩井穴。此法力度适中，具有调理经络、舒筋活血、缓解肌肉紧张的作用。

● 躯干部

开胸理气法：以双手掌面轻按于人体胸部正中线，然后分别沿着肋间隙向双侧同时分推。此法具有疏通经络、调和气血、疏肝宣肺的作用。

顺藤摸瓜法：以单手手掌着力于人体后侧，沿颈部后侧、脊柱及两侧膀胱经、下肢后侧至足跟部的线路由上而下直推，力度舒适，取顺藤摸瓜之形而得名。具有舒筋活络、调和气血的作用。

● 四肢部

喜鹊搭桥法：以单手拇指、食指的指尖着力于受术者指甲双侧的经络部位，依次捏拿点压。此法刺激感略强，有疏通经络、调和气血、疏风开窍之效。

阴阳抱膝法：以双手掌心分别按于受术者膝关节内外两侧，并一张一弛有节奏地做环形揉按。此法具有活血通络、疏风止痛的作用。

常规部位推拿手法

一指禅推法
以拇指指端或偏峰端着力,透过腕关节的摆动和拇指关节的屈伸活动来回推动。

双运太阳法
以两手拇指腹按压于面部两侧的太阳穴,并做环形推揉。

二龙戏珠法
以单手拇指、食指指腹相向,以虚力捏揉颈部喉结的两侧。

捏拿肩井法
以双手或单手反复捏拿肩部肌肉与肩井穴。

开胸理气法
以双手掌面轻按于人体胸部正中线,然后分别沿着肋间隙向双侧同时分推。

喜鹊搭桥法
以单手拇指、食指的指尖着力于受术者指(趾)甲双侧的经络起止部位,并依次反复捏拿点压。

顺藤摸瓜法
以单手手掌着力于人体后侧,沿颈部后侧、脊柱及两侧膀胱经、下肢后侧至足跟部的线路由上而下直推。

阴阳抱膝法
以双手掌心分别按抚于受术者膝关节内外两侧,并一张一弛有节奏地做环形揉按。

结合无数的临床经验，在继承传统中医理论的基础上，按摩已经发展成一门越来越先进和系统的理疗手法。在广泛用于日常保健的同时，更作为一种有效的医疗手段，用于多种常见疾病的治疗及辅助治疗。不过，按摩治疗虽然是非常安全有效的方法，但临床上也是有一些禁忌证的。本节将对相关知识进行介绍。

按摩的适应证

适应范围	常见病症
闭合性的关节及软组织损伤	腰椎间盘突出症、腰肌扭伤、梨状肌综合征、半月板撕裂等
肌肉、韧带的慢性劳损	颈肌劳损、背肌劳损、腰肌劳损、跟腱炎、"网球肘"等
骨质增生性疾病	颈椎骨质增生、腰椎骨质增生、膝关节骨性关节炎、跟骨骨质增生等
周围神经疾患	三叉神经痛、面神经麻痹、肋间神经痛、坐骨神经痛、腓总神经麻痹等
内科疾患	神经官能症、气管炎、肺气肿、胃炎、胃下垂、十二指肠溃疡、半身不遂、高血压、冠心病、糖尿病、胆囊炎、腹胀、头痛等
五官科疾患	近视、斜视、耳鸣、咽喉炎、鼻窦炎、眼睑下垂等
妇科疾病	功能性子宫出血、月经不调、盆腔炎、痛经、闭经、乳腺炎、产后耻骨联合分离症、子宫脱垂、更年期综合征等
儿科疾患	小儿肌性斜颈、夜尿症、小儿脑性瘫痪、小儿麻痹后遗症、小儿消化不良、小儿腹泻等
皮肤科病患	黄褐斑、痤疮等

揉揉捏压消百病全书

按摩的禁忌证

皮肤有破损或患有其他会影响按摩施术的皮肤病者不宜按摩。如湿疹、癣、疱疹、脓肿、蜂窝组织炎、溃疡性皮肤病、烫伤、烧伤等	孕妇的腰骶部、臀部、腹部不能实施按摩
各种急性传染病患者不能按摩，以免疾病扩散传染和延误治疗	有感染性疾病者如骨髓炎、骨结核、化脓性关节炎、丹毒等，都不能进行按摩，以免炎症扩散
内外科危重患者如严重心脏病、肝病、肺病等患者，急性十二指肠溃疡、急腹症者不宜按摩	各种肿瘤，如原发性或继发性恶性肿瘤的患者都不宜做按摩，以免肿瘤细胞扩散
有血液病及出血倾向者如恶性贫血、紫癜病、体内有金属固定物等按摩后易引起出血者，都不宜按摩	久病、年老体弱等体质虚弱经不起轻微手法作用者，应慎用按摩，以免造成昏迷或休克
极度疲劳、醉酒后神志不清、饥饿及饭后半小时以内的人也不宜做按摩	诊断不明的急性脊柱损伤或伴有脊髓病者不宜按摩
女性经期不宜或慎用按摩	

● 小贴士

1.在脱衣按摩的情况下，有些受术者有可能睡着，应取毛巾盖好其身体，注意室温以防其着凉。当风之处最好不要按摩。

2.按摩前吸烟将会影响按摩疗效。

3.不要在大怒、大喜、大恐、大悲等情绪激动的情况下按摩。

4.按摩过程中，如果因为用力过猛或动作不当引起患者出现头晕、心悸、恶心、面色苍白甚至出冷汗、虚脱等不良症状时，应立即掐按患者的人中或十宣、内关等穴位进行急救，或者让患者饮热茶、糖水来缓解不适。

9

对症使用适当的按摩体位

按摩体位的正确使用能更利于按摩者对力度、节奏和着力点的掌握，从而可以针对不同病症实施最有效的按摩刺激，以达到预期的治疗及保健功效。具体操作的体位可以结合实际情况灵活选用。

● 按摩者的体位

1. 站立位：按摩者自然站立，双脚左右分开或双脚前后呈弓步站立。对于胸部、腹部、背部、腰部、髋部、上肢等部位的按摩均可采用这种体位。

2. 端坐位：按摩者正坐，屈膝、屈髋各90°，双脚分开与肩同宽。对于头面部、颈项部、肩部、上肢、胸部、腹部、腰部、下肢及小儿疾病等的按摩均可使用此种体位。

● 被按摩者的体位

1. 端坐位：正坐，屈膝、屈髋各90°，双脚分开与肩同宽，上肢自然下垂，双手置于膝上。此种体位适用于头面部、颈项部、肩部、胸部、背部、腰部疾病的按摩。

2. 仰卧位：去枕或低枕，面部朝上，上肢自然置于体侧，下肢自然伸直。根据按摩需要可随时调整上下肢的位置。此种体位适用于头面部、颈部、胸部、腹部、下肢疾病的按摩。

3. 侧卧位：身体一侧在下；双腿自然屈曲，或下侧腿伸直，上侧腿屈曲；下侧上肢屈肩、屈肘各90°，上侧上肢自然垂直，置于体侧或撑于体前床面。此种体位适用于头部、颈部、肩部、上肢、胸部、背部、腰部、髋部、下肢疾病的按摩。

4. 俯卧位：去枕，面部朝下，或歪向一侧，腹部向下，下肢自然伸直，上肢置于体侧或屈肘置于面部下方，根据按摩需要，可随时调整上下肢的位置。此种体位适用于头部、颈项部、背部、腰部、臀部、下肢疾病的按摩。

做好按摩前的准备工作

在进行按摩之前，为了确保按摩的有效进行，对于按摩者和接受按摩者，进行充分的准备是非常必要的一环。

按摩者的准备

1. 修整指甲，双手要保持清洁、温暖，同时，将指环等有碍操作的物品，预先摘掉，以免损伤被按摩部位的皮肤。

2. 在进行按摩前，应对接受按摩者的病情和全身情况有充分的了解。

3. 让接受按摩者充分放松。如果对方过分紧张或疲劳，强行施用按摩术，不仅达不到目的，反而可能会妨碍按摩者施术。

4. 对于待按摩部位，需要充分观察，是否有皮肤溃疡、擦伤等。

5. 为了利于操作，按摩环境要保持光线明亮、环境舒适、通风良好、清洁干净等。

6. 对初次接受按摩治疗的患者，应注意其心理特点。耐心解释每项操作的方法和意义，争取患者的最大配合。

接受按摩者的准备

1. 尽量地与按摩者配合，向按摩者详细提供自己的病史，并将自己的症状尽量详尽地告诉按摩者。

2. 某些部位若有需要，应按要求完成清洗浸泡等预备程序。

3. 对按摩治疗有一定的心理准备，认真听取按摩者对治疗方法和过程的描述。并在操作中尽量与按摩者配合。

4. 当按摩者确定不适宜进行按摩治疗时，必要时需向其他专科医生求治，切勿耽误病情。

10

按摩润滑剂的选用

　　按摩润滑剂又叫按摩介质，是指在按摩时，可涂抹于按摩所需部位，以润滑接触面，减少摩擦，保护皮肤，并有一定药物治疗作用的物质。按摩润滑剂的种类很多，大致可概括为四类：粉剂、油剂、水剂和酒剂。

● 粉剂

　　滑石粉：即医用滑石粉。有润滑皮肤的作用，一般在夏季常用，是临床上最常用的一种介质，在小儿推拿中运用最多。

　　爽身粉：即市售爽身粉。有润滑皮肤、吸水的作用，质量较好的爽身粉可代替滑石粉应用。

　　松花粉：有润滑吸湿的作用，比较适合在夏季使用。

● 油剂

　　按摩乳：专业的按摩乳可以让身体吸收有益成分，使按摩取得事半功倍的效果。市面上的按摩乳较多，选择时应挑质量有保证的产品。

　　精油：精油有安定神经的作用，可以镇定精神，消除紧张及压力感，缓和焦躁不安的情绪。

　　红花油：由冬青油、红花、薄荷脑配制而成，有消肿止痛等作用。常用于急性或慢性软组织损伤。

　　冬青膏：由冬青油、薄荷脑、凡士林和少许麝香配制而成，具有温经散寒和润滑的作用，常用于软组织损伤及治疗小儿虚寒性腹泻。

　　麻油：即食用麻油。运用擦法时涂上少许麻油，可加强手法透热的效果，提高疗效。

● 水剂

　　葱姜汁：由葱白和生姜捣碎取汁，或将葱白和生姜切片，浸泡于浓度为75％的乙醇中使用，葱姜汁能加强温热散寒作用，常用于冬春季及小儿虚寒证。

　　木香水：取少许木香，用开水浸泡放凉后去渣使用，有行气、活血、止痛的作用。常用于急性扭挫伤及肝气郁结所致的两胁疼痛等症。

　　凉水：即饮用洁净凉水。有清凉肌肤和退热作用，一般用于外感热证。

◉ 酒剂

白酒：即食用白酒。适用于成人推拿，有活血驱风、除湿散寒、通经活络的作用，对发热患者尚有降温作用，一般用于急性扭挫伤。

药酒：即选用药材浸泡过的白酒。通常根据患者的情况配置一些有特殊功效的药酒进行按摩，可以起到事半功倍的疗效。

常用的按摩润滑剂

1. 滑石粉：一般在夏季常用，是临床上最普遍适用的一种介质，在小儿推拿中运用最多。

2. 爽身粉：有润滑皮肤、吸水的作用。

3. 松花粉：有润滑吸湿的作用，比较适合在夏季使用。

粉剂

1. 按摩乳：专业的按摩乳可以让身体吸收有益成分，使按摩取得事半功倍的效果。

2. 精油：精油有安定神经的作用，可以镇定精神，消除紧张及压力感，缓和焦躁不安的情绪。

3. 红花油：有消肿止痛等作用，常用于急性或慢性软组织损伤。

油剂

4. 冬青膏：具有温经散寒和润滑的作用，常用于软组织损伤及治疗小儿虚寒性腹泻。

5. 麻油：可加强手法透热的效果，提高疗效。

1. 葱姜汁：能加强温热散寒的作用，常用于冬春季及小儿虚寒证。

 水剂

2. 木香水：可行气、活血、止痛，常用于急性扭挫伤及肝气郁结所致的两胁疼痛等症。

3. 凉水：有清凉肌肤和退热的作用，一般用于外感热证。

 酒剂

1. 白酒：适用于成人推拿，有活血驱风、除湿散寒、通经活络的作用，对发热患者尚有降温作用，一般用于急性扭挫伤。

2. 药酒：通常根据患者的情况配置一些有特殊功效的药酒进行按摩，可以起到事半功倍的疗效。

随手可及的按摩工具

按摩时，尤其是自我按摩，很多时候手并不方便用力，这时如果借助一定的按摩工具，往往会起到更好的效果。日常生活中有很多用品可以当作按摩的道具，市面上也有很多专门用来进行按摩的专业工具。

圆珠笔

手指尽可能地握住笔的前端，用笔头点或按压穴位。这样既能保证施力平均，还具有固定施力方向的作用。按压穴位的节奏是3~5秒后休息3分钟，如此重复几次即可。注意不要使用过于尖锐的笔尖部位。

指甲油瓶

女性朋友大可利用等待指甲油干的这段时间来做按摩。瓶盖顶住掌心穴位，用四指关节压住瓶底施力，并用"1、2、3、4"的节奏来指压，这样就能刺激掌心穴位，轻松达到按摩的预期功效。

雨伞

自己按摩时，身体上的某些穴位手指的力度无法达到，这时家里的雨伞便可以派上用场。用雨伞把手抵住背部的肩膀部位，抓住雨伞的中间部分往前方用力拉，感到酸麻胀的地方就是使你背部僵硬的反应点。雨伞按摩适用于背部等自己双手不便施力的部位。

揉揉捏压消百病全书

梳子

　　紧握梳子把柄轻轻地拍打头皮，或者用梳子缓慢地梳理头发。拍打一开始先慢慢地、轻轻地，再逐渐增加力度，其技巧是要有节奏感。采用此种手法能改善头部血液循环，消除头部、眼部的疲劳，同时也具有护发的功效。选用木质、宽齿的梳子为佳。

牙签

　　牙签在按摩时可以单用，也可以绑起来用。用牙签较平的一端来刺激鼻翼两侧的穴位能起到改善鼻塞的功效。用橡皮筋将20～30支牙签绑成1束，这样按摩起来会比只使用1支牙签的刺激效果来得温和。此方法适合用来刺激小儿及体力较差的患者，刺激颈后穴位具有改善体质的效果。

叉子

　　叉子是最适宜小儿及老人所使用的穴位刺激道具，可用来刺激手脚及头部。刺激小指根部的穴位有预防感冒的功效，用叉子触压此处持续3秒后休息2秒，如此反复几次即可。操作时先用叉子碰触皮肤，再慢慢地施力。注意不可太过用力，以免划伤皮肤。

吹风机

　　在距离皮肤10厘米处用吹风机对着穴位吹热风，并左右微微摇动吹风机来刺激穴位。当受风寒或感冒时，用吹风机吹热颈部下方，脊椎的温暖感可使背肌完全伸展开来，方法简单有效。注意要左右轻微摇动吹风机，不让热风固定吹同一处。也不要让吹风机离皮肤太近，尽量不使用强风。

高尔夫球

背部：背部的指压要沿着脊椎两侧的肌肉上下滑动按摩，这种手法需别人帮忙才可进行，力度以感觉舒服为宜。在按摩过程中，持球的按摩者的手心也得到了按摩，可谓一举两得。

腿部：按摩腿部时，坐在地板上进行比较合适。大腿到膝盖的按摩与臂部按摩手法相同，分成4点来按摩。而膝盖到脚踝的小腿部分则分成3点，将膝盖伸直来进行会比较容易达到按摩效果。而小腿肚可用较轻的力度来按摩。

腹部：在肚脐的上方用高尔夫球以画圈的方式按摩，能够消除或减轻消化不良的症状。但要注意以不碰到肋骨为原则。

手臂：手臂自手腕到手肘的部分可分成4个按摩点来指压，此法可有效消除前臂的疲惫感。

牙刷

　　小儿的肌肤娇嫩，按压刺激可能会造成其皮肤损伤，可以用家里废弃的旧牙刷来对小儿或成人皮肤娇嫩的部位进行按摩。

热咖啡杯

　　现在工作生活都离不开电脑，而长时间对着电脑，很容易产生眼睛疲劳。利用尚有余热的杯子放在眼眶上，温热一段时间，可消除眼部疲劳，同时让热的水蒸气进入眼中，效果更佳。

毛巾

　　用温热的湿毛巾缠绕并摩擦颈项、手腕、脚踝等处，能加快这些部位的血液循环，增加身体灵活度。按摩时，毛巾不可太热或太冷，以免伤害皮肤或达不到预期效果。

熏香

　　点燃香，在距身体穴位2厘米的地方进行温热，穴位发热后持续温热2秒后移开，以此步骤不断重复几次即可。

可以买到的按摩工具

滚滚乐

在肌肤上滚动，令人舒爽

握住粉红色的把手，让黄色的轮子在皮肤上滚动，能消除肌肉酸痛，解除疲劳。你可以边看电视边按摩，能让你随时保持轻松的心情。其内附抗菌剂，能随时保持清洁。

脚趾放松器

张开脚趾，放松足部

被束缚1天的双脚已疲惫不堪，此器具可以将被束缚住的脚趾张开，让双足得到放松。是可以保持趾间通风良好，又不用光脚走路就能得到刺激的好工具。

按摩滚轮

原木的触感，有着自然的感觉

双手握住两侧把柄，轻轻地滚动，用它来按摩手脚会有令人意想不到的舒坦。由于它是以天然木制成的，所以能带给你很好的触感及适度的刺激。

瘦身轮

凹凸不平的轮子，可以消除赘肉

在大腿、背部、手臂等你觉得胖的地方滑动，这是不论各种体形都适用的身体按摩器。

脸颊滚轮

让脸部看起来清秀小巧

具有弹性的凹凸滚轮在脸部做来回滚动时，能使皮下组织的血液循环畅通，让皮肤看起来更光滑，而且还有瘦脸的功效。

足部按摩器

如口袋大小，随时可用

造型可爱、多彩且小巧的设计，放入旅行袋中方便携带，能帮助你随时解除旅游带来的疲惫，是你最佳的旅游伴侣。

肩膀按摩球

消除肩膀酸痛的有效利器

将圆形球体置于肩膀处，只要拉紧柄端便能轻松地刺激穴位。另一侧的爪状部分，可当作抓痒器具使用。

健足球

随着球的转动轻松地按摩

坐在椅子上就能操作，所以不论是在家里还是办公室，或者在旅行途中的车子里，简简单单就能达到刺激脚底的功效，最能有效消除脚部水肿。

悠闲的放松工具

带给你转动刺激及脚底刺激

刺激脚底的"踏板"及会转动的"穴位按摩器"此两样为一组。轻巧且携带方便，能放进手提袋中，随时想用就可以用。

(13)

健康脚趾器

套上它行走能使脚趾得以舒展

将脚趾套进此器具使脚趾全部张开，可迅速消解足部疲劳。长期使用的话，能改善第1趾侧弯及脚气病。

颈部按摩器

能紧紧夹住颈后

自己很难按摩到的颈部产生酸痛时，可利用两颗小球夹住颈部，便能达到消除酸痛的功效。此外，它还具有让头脑清醒、消除眼睛疲劳的功效。

按摩踏板

踏脚板的足部按摩法

双脚站在表面凹凸不平的板子上，利用凸出部分刺激脚底。在厨房做菜时，脚踏此板会让你全身轻松、舒畅无比。

猫脸踏板

利用小凸起物来按摩

这是陶制且表面具有许多小凸起的按摩器，背后还有猫脸的造型。脚踩上去会带给你清凉的感觉。

小海獭按摩器

踩踏之间使你血液循环通畅

　　这是一个类似脚形的脚底按摩器。脚踏在上面凸起的部分能充分刺激脚底，使你十分舒服。此道具不仅能帮助你消除1天的疲劳，还附有不伤肌肤的抗菌防臭配方。

按摩手套

从手套便可得知穴位所在

　　这是能帮助你迅速得知穴位所在位置的手套。如果戴上它进行指压，就不会压错地方了。

穴位袜

由袜子便可得知穴位所在

　　这组袜子能帮助你正确找到各穴位的所在位置。脚底下有许多有关身体各部位的穴位，刺激这里的穴位，就能消除身体各种病痛。

按摩浴枕

洗澡时可刺激颈部与肩部

　　这是能消解酸痛及疲劳的浴枕，将背后的吸盘附着在浴缸中，把颈及肩靠紧此处，再利用身体的力量来按摩，即可达到松弛肌肉、解压的目的。

13

(14) 指压的基本手势

在进行指压时，应该依据指压部位的不同来改变手指的运用技巧，这样，一套指压法做下来，手指才不会酸痛。下面介绍了 6 种指压手法，经常换着用，即可收到良好效果。

揉揉捏压消百病全书

用两手的拇指做指压

动作要点

左右手的拇指并拢，以拇指指腹来指压穴位。此时，要尽量伸直手指关节，这是使手指不致感到疼痛的窍门。其他的四个指头则负有支撑拇指的任务，让拇指指尖不致翘起。

适用部位

腿部，或给他人做指压时。

用拇指指尖做指压

动作要点

如果想强烈刺激手指、脚趾及脸部时，弯起拇指关节用指尖指压是最好的方法。此时，其他的四指顶住肌肤，让指尖能平均用力。

适用部位

需要强烈刺激的手指、脚趾及脸部。

用 3 个手指做指压

动作要点

将食指、中指、无名指伸直并拢进行指压。但是用力过度会使手指疼痛，即使伸直关节也要小心。此法虽然不会带来强烈的刺激，但是如此轻微的指压仍会让你感觉舒服。

适用部位

任何部位。

以指间关节做指压

—— 动作要点 ——

此方法是握紧拳头以食指的指间关节做指压。以手指指腹指压酸痛处时，如果手指会疼痛，改用此法能助你轻松享受指压带来的舒适感。而且紧握拳头能施力度平均，可以利用指压颈部、手臂等部位来学习这种方法。

—— 适用部位 ——

颈部、手臂。

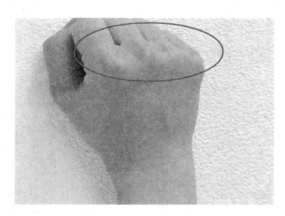

用拳头做指压

—— 动作要点 ——

紧握拳头以凸出的关节做指压。此方法在自己徒手做背部指压时，相当适用。将拳头置于背部下方，以自己身体的重量来施力，如能紧握拳头，则指压的手就不会有疼痛的感觉。同时也可将此法应用于颈部的指压上。

—— 适用部位 ——

背部、颈部。

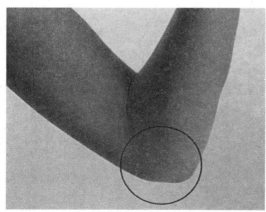

用手肘做指压

—— 动作要点 ——

手臂弯曲，以手肘来施力能产生固定且较强的力度。脊椎两侧等较难指压的地方，手肘是最佳的工具。只是当你用体重来施力时，可能会过度用力，故开始时要慢慢地施力，再依所需逐渐加强力度。

—— 适用部位 ——

脊椎两侧。

14

指压按摩如何操作

　　除了指压之外，还有很多种按摩手法，其实所谓的手法，并不仅仅只限于手上的动作而已，只要自己感觉舒服，任何部位都可以用。按摩手法变化繁多，大致可以分为：按、摩、揉、推、拿、捻、抹、擦、捏、点、摇、梳、拍、捋、拨、击、搓、掐、振、滚、扳等。这些手法根据其力度、着力点、作用时间的差别，各自都有最适合的部位和穴位，可以针对治疗不同的病症。

　　根据其作用，我们可以将这些手法归纳为五大类：解痉手法、开窍手法、顺气手法、发散手法和整复手法。具体可见下表。

类别	手法	功效及适应证
解痉手法	推、揉、滚、捻、捋	缓解痉挛、舒筋活血，用于放松肌肉、消除紧张和疼痛感
开窍手法	掐、拍、抹、梳	提神醒脑、兴奋神经、消除昏厥等
顺气手法	按、摩、揉、推、擦、搓、捏、摇、梳、捋、击、振、拨	疏通经络、行气活血，这类手法运用较广，对于各类适合穴位按摩的病症都有一定的效果
发散手法	按、拿、点	可以清热泻火，用于外感风寒、心烦、精神不振、经络不通等症状
整复手法	摇、刮、扳	这类手法可以消淤止痛，适用于关节损伤、脱臼、错位、软组织病症的整复和消肿止痛

按　法

功效简介

　　按法具有安心宁神、镇静止痛、开闭通塞、放松肌肉、矫正畸形等作用。

适用范围

　　指按法适用于全身各部腧穴，掌按法常用于腰背、下肢，肘按法常用于腰背、臀部、大腿等肌肉丰厚部位。按法常与揉法结合，组成了按揉复合手法。

❶ 指按法

　　用拇指、食指、中指的指端或螺纹面垂直向特定部位按压。

❷ 掌按法

　　用手掌根部着力向下按压，可用单掌按或双掌按，亦可双手重叠按压。

❸ 肘按法

　　将肘关节弯曲，用凸出的尺骨鹰嘴着力按压特定部位。

摩 法

功效简介

　　理气和中、行气和血、消积导滞、祛淤消肿、健脾和胃、清肺排浊。

适用范围

　　摩法轻柔缓和，常用于胸腹、胁肋部。

❶ 指摩法

　　食指、中指、无名指相并，指腹附着于特定部位按顺时针或逆时针做环转运动。

❷ 掌摩法

　　用手掌掌面附着于施术部位，做有节律的环形摩动。

15

揉 法

功效简介

　　宽胸理气、消积导滞、活血化瘀、消肿止痛、祛风散寒、舒筋活络、缓解痉挛。

适用范围

　　揉法轻柔缓和，刺激量小，适用于全身各部位。

❶ 指揉法

　　用拇指、食指、中指的指端或螺纹面垂直向特定部位揉压。

❷ 掌揉法

　　用手掌大鱼际或掌根着力于施术部位做轻柔缓和的揉动。

推 法

功效简介

　　行气活血、疏通经络、舒筋理肌、消积导滞、解痉镇痛、调和营卫。

适用范围

　　可在人体各部位使用。

注意事项

　　推法操作时，着力部位要紧贴皮肤，用力要稳，速度要缓慢均匀。

拿 法

功效简介

　　祛风散寒、通经活络、行气开窍、解痉止痛、祛淤生新。

适用范围

　　拿法刺激较强，多作用于较厚的肌肉、筋腱。

　　包括三指拿法、四指拿法、五指拿法三种，是指用拇指和食指、中指两指或其他三指、四指对称地用力，提拿一定部位或穴位的手法。

捻 法

功效简介

消肿止痛、缓解痉挛、润滑关节。

适用范围

捻法要求操作轻快灵活,主要适用于四肢指间关节。

用拇指、食指指腹捏住施术部位,两指做对称有力的环转捻动的手法。

抹 法

功效简介

具有开窍宁神、清利头目、行气活血、温经散寒等作用。

适用范围

拇指抹法常用于头部和颈项部,掌抹法常用于胸腹、腰背部。

擦 法

功效简介

具有行气活血、疏通经络、消肿止痛、健脾和胃、温阳散寒等作用。

适用范围

掌擦法温度较低,多用于胸腹胁部;小鱼际擦法温度较高,多用于腰背臀及下肢;大鱼际擦法温度中等,可用于全身各部。

注意事项

擦法可用于身体各部,擦法操作时可涂抹润滑油,在本法操作后,不宜在该处再施其他手法,以免皮肤损伤。

❶ 指擦法

将食指、中指二指或食指、中指、无名指三指并拢,用螺纹面进行摩擦。

❷ 掌擦法

用手掌面紧贴皮肤进行摩擦。

❸ 鱼际擦法

用大鱼际或小鱼际紧贴施术部位往复摩擦。

捏 法

功效简介

　　具有舒筋通络、行气活血、消积化瘀、调理脾胃等作用。

适用范围

　　捏法常用于头颈、项背、腰背及四肢。

❶ 两指捏法

　　用拇指指腹和食指第 2 指间关节桡侧面相对用力，将肌肉提起做一捏一放的动作。

❷ 三指捏法

　　用拇指指腹顶住皮肤，食指和中指在前按压，三指同时用力提拿肌肤，双手交替向前移动。

点 法

功效简介

　　具有疏通经络、活血止痛、开闭通塞、调理脏腑等作用。

适用范围

　　点法作用面积小，刺激大，用于全身穴位。

❶ 拇指点法

　　用拇指指端按点体表。

❷ 屈指点法

　　包括屈拇指点法和屈食指点法。即弯曲手指时，用拇指指间关节桡侧或食指近侧指间关节点压施术部位。

摇 法

功效简介

　　具有润滑关节、松解粘连、解除痉挛、整复错位等作用。

适用范围

　　适用于颈、项、肩、腰及四肢关节。

注意事项

　　摇法必须在各关节生理活动范围内进行，不可用力过猛。

❶ 摇颈法

　　用一手扶住患者头顶，另一手托住其下颌，左右适度环转摇动。

❷ 摇腰法

患者取坐位，按摩者用双腿夹住患者的一条腿，双手分别扶住其两肩，用力向左右旋转摇动。

❸ 摇肩法

用一手扶住患者肩部，另一手握住其手腕部或托住其肘部，做环转摇动。

❹ 摇踝法

按摩者一手托住患者的足跟，另一手握住其足趾部，做环转摇动。

❺ 摇腕法

按摩者一手握住患者前臂桡侧，另一手握住其手掌，做环转摇动。

❻ 摇髋法

患者仰卧，按摩者一手托住患者足跟，另一手扶住膝部使膝关节屈曲，然后使髋关节做环转摇动。

梳　法

功效简介

具有疏通经络、活血化淤、清利头目、醒脑提神等作用。

适用范围

多用于头、胸等部位。

五指微屈，自然展开，用手指末端接触体表，做单方向的滑动梳理手法。

(15)

拍 法

功效简介

具有舒筋活络、行气活血、解除痉挛等作用。

适用范围

拍法主要作用于肩背、腰臀及下肢部。

用拇指指端或肘尖着力于施术部位的肌肉、筋腱上，做垂直方向的左右来回拨动的手法。

将 法

功效简介

具有舒筋活络、润滑关节、行气活血等作用。

适用范围

将法用于手指和脚趾。

击 法

功效简介

具有舒筋通络、调和气血、提神解疲等作用。

适用范围

指击法多用于头部，拳击法多用于腰背部，小鱼际击法多用于肩背、下肢，掌击法多用于腰臀、下肢。

拨 法

功效简介

具有松解粘连、解痉止痛、行气活血、疏通经络等作用。

适用范围

拨法属于强刺激手法，术后常配用顺着肌腱和肌纤维走向的推抹梳理法。

❶ 指击法

用手指末端着力击打。

❷ 拳击法

手握空拳，用拳背或小鱼际侧击打，又称捶打法。

❸ 小鱼际击法

手掌伸直，用单手或双手小鱼际着力击打。

❹ 掌击法

手指自然松开，用掌根部打。

搓　法

功效简介

具有疏通经络、调和气血、放松肌肉等作用。

适用范围

多用于四肢、胸胁等部位。

用双手掌面夹住肢体或用单手、双手掌面着力于施术部位，做交替搓动或往返搓动。

一指禅推法

功效简介

具有舒筋活血、调和营卫、祛淤消积、健脾和胃、温通经络等作用。

适用范围

适用于全身各部穴位。

用拇指指端、螺纹面或偏峰端着力于施术部位，沉肩、垂肘、悬腕，通过腕关节的摆动和拇指关节的屈伸活动来回推动。

15

掐 法

功效简介

　　具有开窍醒脑、回阳救逆、调和阴阳、疏通经络、运行气血等作用。

适用范围

　　用于人中或十宣等肢端感觉较敏感的穴位。

用手指指甲端用力掐压穴位。

扳 法

功效简介

　　具有纠正错位、解除粘连、通利关节、舒筋活络等作用。

适用范围

　　常与其他手法配合应用于颈、腰等全身关节。

用双手按反方向或同一方向用力扳动肢体，使受术的关节在正常活动范围内被动达到最大活动限度。

滚 法

功效简介

　　具有疏通经络、祛风散寒、活血止痛、放松肌肉、解除痉挛、润滑关节等作用。

适用范围

　　压力较大，接触面较广，适用于肩背、腰臀、四肢等肌肉丰满处。

振 法

功效简介

　　具有理气和中、化痰消积、调节肠胃、活血止痛等作用。

适用范围

　　振法常用于全身各部穴位。

手掌或手指着力于体表施术部位，用前臂和手部肌肉静止性收缩发力，产生振动。

15

不同部位的指压方法

指压的部位不同，指压的方法也不一样。如脸部就最好用轻柔的按摩，而不是力度很大的指压；对于肩背、大腿等部位，力度则需要大一些。而且身体各个部位的软硬程度、形状都各不一样，指压按摩时的手法也各不相同。为此，这里介绍了各个部位的指压要诀，一旦学会，将给你带来莫大助益。

臂：仔细地推揉，消除前臂的酸痛

办公室所引发的工作症候群，莫过于压力的累积、感冒时引发的喉咙疼痛及手臂的不适感。当你有这些症状时，触摸前臂会有明显的硬块，此时必须用拇指仔细推揉，使硬块趋软为止。指压时以采取坐姿为最佳，但是如果手臂太过僵硬而难以按摩时，也可采取仰卧的姿势，以抓住指压者手臂的方式来指压。这个方法的好处在于按摩时，能施力度平均运作，不容易分散。当你将硬块推揉消散后，手臂的麻痹感就会消失，此时你会发现喉咙痛、燥热及烦躁的思绪都不见了。

❶ 以卧姿指压手臂

采取卧姿时，两手抓住被指压者的前臂，以左右拇指重叠的手势来指压。此种方法最能给予强烈的刺激，可有效减轻酸痛。

❷ 以坐姿指压手臂

采取坐姿时，用一只手抓住并支撑住被指压者的手臂，以较常用的那只手来进行指压。以拇指压住穴位，然后以抓住前臂的手势来推揉。此时，利用拇指一边寻找疼痛感，一边将硬块推散开来。

颈部：以抓捏的方法进行指压按摩

支撑头部的颈项最容易有疲累感，特别是伏案工作的办公人员，更是深受其扰。要消除颈部的疲惫感就要在颈部及两侧肌肉上做指压，但是因为颈部两侧有颈静脉、颈动脉及压力感受器流经，所以指压时手指要左右移动着轻轻施力。

❶ 耳后凹陷处的指压

用拇指指压在耳后的凹陷处，指尖以斜面向上按摩推开，按摩到上腭深处则会发出响声。进行指压时，为不使头部轻易转动而影响指压的位置及施力，请以另一手支撑住头部。

❷ 指压颈部侧面的肌肉

以抓住颈部的力度使其固定不转动，从上往下以拇指指压。此处也要分成四点来按摩较好，其技巧在于施力轻微，慢慢地按压。

❸ 指压颈后的颈肌

指压颈后的颈肌时，先从颈窝开始，从颈窝两侧到颈部与肩膀接合处分成 4 ~ 5 点指压，而指压的方法是以拇指与食指捏住颈肌，用均匀的力度来指压。

胸部：用拇指按压

由于针对腹部及胸部做指压的情况很少，因此切忌刺激太过，应以轻轻施力为妥。

指压手臂与肩膀的接合处对治疗肩膀酸痛及感冒有绝佳的效果，而指压胸骨上方则能缓解咳嗽及胸闷。

胸部的指压

由上而下指压胸部中央的胸骨及左右的肋骨。

由于此处较为狭窄，须以拇指半立起的状态来指压，并且深入肋间隙处来刺激，曾经有人以此法治愈肩周炎。

腹部：用手掌画圈轻轻按压

腹部则最好是用手掌，以轻柔按压的方式来温暖腹部，这样能增强肠胃蠕动，并有消除便秘的疗效。

腹部的指压

手心置于腹部轻轻按住，以画圆圈的方式滑动，画圆圈的方式是采取与食物通过肠道的相同方向，也就是以顺时针的方向进行按摩。

16

肩：用拇指指压肩胛骨的酸痛处

肩膀是骨头较多的地方，所以力度较易分散，很难集中力度指压于真正酸痛的地方。在进行肩部指压时，请注意不要弯腰驼背。而指压左右肩胛骨时，请屈膝抱腿而坐，这样力量较不易分散。待姿势调整好后，拇指再轻轻地施力于左右两肩。请注意要用指尖来指压，手指才不至于酸痛。

如果酸痛十分严重，建议你请他人用手肘来指压酸痛处。这样的话，即使指压者不施用太大的力度，也能轻易地帮助你解除肩膀酸痛的不适感。

另外，肩膀酸痛的人通常是肩胛骨两侧疼痛，如果你是常坐在办公室办公的内勤人员，若能常常指压此处，双肩会如羽毛般轻盈，各位不妨亲身一试。

❶ 用手肘指压按摩

受术者挺直背部坐正，施术者手肘置于受术者肩膀顶端，并将身体的力量垂直施加于肘部，确定肘部不会滑动后，再慢慢地增加力量，直到受术者有舒畅感时才停止施力。

❷ 肩部的指压

施术者四指抓住受术者肩膀顶端后，拇指有如抓住肩膀般地扣住肩后肌肉。左右手同时用力，但并不是施力在手指上，而是以身体的重量在手指上着力来做指压。

❸ 酸痛较重处的指压

  酸痛重的地方，施术者可将惯用手的拇指放在下方，另一只手的拇指重叠其上。这样的话，力度较为平稳并能施展较强的力量。而施术者需伸直手臂，将全部力量集中在手臂上，才能更好地达到指压的效果。

❹ 肩胛骨及脊柱的指压

  仔细按摩肩胛骨及脊柱之间，如图所示一般，施术者以拇指按摩受术者肩部，同时不要忘记以四指支撑，如果能够用两手的拇指一起按摩，则指压效果更为显著。

16

脊椎：用左右拇指同时按压

脊椎两侧有支撑脊椎的竖脊肌，竖脊肌发达的人都有所谓的"背肌"，但通常坐办公室的白领阶层及站着工作的人，此肌肉容易变得如骨头般僵硬。因此脊椎看起来会有凹陷的感觉，以至于让人乍看之下很难区分是脊椎还是肋骨。

这里介绍的穴位指压法会使你的背部整个轻松起来，内脏也会开始涌现出活力，达到增加食欲及增强体力的效果。同时也能消除你烦闷的思绪，使思维变得清晰。

脊椎的指压

脊椎两侧外移 3 厘米处是竖脊肌高起的部分，自肩膀开始沿此处指压到腰部。

如果想彻底治疗恼人的酸痛，可集中力度用两手的拇指指压同一侧（如上左图），但如果酸痛不是很严重，可左右两手同时指压两侧（如上右图）。

腰部：以手肘徐徐推展

腰部是最容易出现酸痛感觉的部位之一，应时常按摩。但腰部比较柔软，如果单纯用手指指压，会很容易累，这时可以换成手肘来进行按摩。

腰部的指压

指压腰部下方，如用手指指压会让你疼痛难耐，可以换用手肘来指压。指压的部位应避开脊柱中央处，约在后正中线左右 3 厘米处垂直施力，并慢慢增加力度。

脸部：纤细、易敏感，应轻柔指压

　　脸部是人体较敏感的部位，所以脸部指压的技巧在于力度要轻柔。原则上虽然只是用拇指或三指做指压，但因为脸部皮肤较细嫩，用按摩的方式也能达到充分的效果，特别是眼睛四周更要轻柔小心。建议你一开始先以四指轻轻按摩，接着以拇指指压，此时记得用四指来支撑住拇指。

❶ 指压眼睛周围

　　拇指轻放于目内眦，并沿斜角来按摩眼眶。为了使拇指在指压时不打滑，要用另外四个手指支撑住，这样不但能稳住拇指施力的力度，更能调节力度的强弱。此法能改善眼睛疲劳及眼部因花粉症所引发的不适感。

❷ 消除疲劳

　　拇指置于眼下自目内眦向目外眦做指压，其他四指托住下颌，而以倾斜的力量来指压则更安全。当你发现1天的疲倦出现在脸上时，可使用此法轻轻按摩，来消除疲劳。

❸ 指压鼻子周围

　　如果要指压鼻子周围时，以中指压住食指按摩鼻翼是最佳的方式。光用食指按摩不如运用这种能够稳定力量的指压方式更好。从目内眦到鼻翼，分为4点来指压，对于治疗鼻塞相当有帮助。

16

腿部：用两手的拇指来消除疼痛

足部要从腿部与臀部的接合处往脚尖做指压，大腿到膝盖的部分可分成 5 ~ 6 点做指压，指压时需以较轻的力度开始指压。压至大腿前侧时，膝盖会承受一些压力，若在膝盖处铺上毛巾即可消除这些压力。腰痛时，大腿后侧会有紧绷感，所以要按摩到酸痛解除为止，这样便有助于消除腰部的酸痛。

进行到膝盖周围时，请注意不要让膝盖承受太大的压力，必须小心仔细地进行。

脚底容易发冷及有生理痛的人，如果能使小腿及脚尖的气血运行通畅，这些令人困扰已久的病痛就会得到改善。

❶ 指压大腿前侧

扣紧大腿，以两手的拇指来做指压。指压者须伸直手臂慢慢地施加体重的力度来指压。

❷ 指压大腿后侧

指压大腿后侧与大腿前侧的要领相同。边按压边以手指揉开僵硬的地方，只要将僵硬处揉开，你会发现恼人的腰痛也会因此而消失。

❸ 膝盖处的指压

膝盖的疼痛可参照右图按摩大腿内侧的穴位，即能达到相当好的效果。此处如果强力指压时会有疼痛的感觉，所以，不要使用太大的力度来进行指压。而髌骨周围，则以下图的方式来指压即可。

脚部：双手拇指交叠按压脚底中央

工作站了1天或是穿了高跟鞋1天，脚的僵硬疼痛是不是让你觉得"举步维艰"？此时能迅速消除疲惫感的方法便是脚底指压。

❶ 脚底的指压

用双手的拇指交叠仔细按摩脚底中央，随着指压的进行脚底会逐渐暖和，而心情也会随之好起来。

❷ 小腿的指压

胫骨及腓肠肌以单手抓捏方式来指压，但特别要注意的是内侧为敏感地带，勿以太大的力度来按摩。常因脚底冰冷而许久无法入睡的人，在睡前可仔细地指压此处，并转动脚踝，脚底冰冷的症状将会得到改善。

16

17 小运动成就大健康

如何指压更舒服

揉揉捏压消百病全书

手指不致酸痛的指压法

如果随便用指尖乱按的话，极易造成手指受伤或酸痛。拇指指腹放置在穴位上，张开手掌，其他四指并拢置于皮肤上，用这四指来支撑拇指做指压，是最不易让拇指受伤的方法。施力时，要如上图般拇指与关节以垂直方向施力，这样的话，才不会给拇指关节带来负担。

手指使用方法
（正确）

垂直下压

（错误）

斜压

与被指压者互动

　　如果在指尖用力的话，不但容易伤到手指，被指压者也会感到不舒服。

　　找到使被指压者感到舒服的那一点后，再伸直手肘，以垂直方向慢慢地增加身体的重量。如果突然地用力，被指压者会觉得十分疼痛，但如果观察其呼吸节奏来配合指压动作，就可以令被指压者倍感舒适。

消除疲劳的运动

让眼睛放轻松
指间关节指压

　　长时间注视文书或计算机画面容易使视力无法集中，此时你可以用指间关节按住目外眦与耳朵向上垂直延伸线的交点处小心指压，即可获得改善。

　　也许你会稍感疼痛，但只要忍耐一会儿继续指压，那些必须眯眼才看得清楚的文字也能被清楚地看到了。

洗脸时的脸部体操

结束忙碌的 1 天，来到镜子前清洗一脸的倦容，最好能使僵硬 1 天的肌肉得到充分舒展，进而得以消除工作压力。在此介绍一种有效的脸部体操。

洗脸时张开口大声说："我是最棒的！"然后再一个字一个字地用力做出嘴形，并各停留 5 秒钟，再放松肌肉。如此重复几次，便可完全消除脸部疲劳。

头晕眼花想睡觉时
振奋精神的伸展操

不断地与袭击而来的睡魔交战是相当辛苦的事，当然放弃挣扎而能暂时小睡片刻是很美好的，但并不是事事都能尽如人意。

当头脑昏沉时，请深呼吸，张开手臂扩胸，便可感到前胸的筋骨慢慢地得到舒展。待血液流到脑部时，就能使精神为之一振，工作效率自然也会提高。

腰腿放松运动

消除胃部疲劳的
捶背运动

你是否常有到了吃饭时间却没有食欲的经历呢？建议你，敲打背部剑突到肚脐之间的部位，也就是胃的后侧，便可达到改善食欲的效果。

当你听到"咕噜咕噜"的声音，就表示胃部已开始活动，已由疲惫转为放松，食欲也就"呼之欲出"。

治疗生理痛的
扭腰运动

仰躺，将膝盖弯曲并左右摆动。此时双手可稍微张开平放在地上，慢慢地扭动腰部。在生理期来的第2~3天前开始做，每天做3回（共30次）。可改善生理期第1天的剧烈疼痛，使你在整个生理期轻松不少。

配合着呼吸，先往右侧倒，并尽量使膝盖碰地。

接着还是要配合呼吸，往左侧倒，重复这2个动作10次。

(17)

治疗腰痛及脚底发冷的
腿部肌肉伸展运动

　　腰痛或脚底发冷，大多是因为脚的后侧肌肉僵硬的缘故。接下来让我们利用休息时间来做做运动吧！

　　首先坐在地板上，双脚张开，身体向前弯，尽量让手指触碰到趾尖，并左右交替进行。如此便可使支撑脊椎的左右背肌及脚部的肌肉得到伸展，就能消除腰痛及脚底发冷的症状。上半身向前弯曲困难的人，可请别人帮忙从后背往前压。

　　身体往前倾，手指尽量触碰到脚尖。此时如能再伸直脚后跟则更具效果。

　　另一脚也以同样的方法伸展，当手指实在碰不到脚尖时，稍微将膝盖弯曲亦可。

坐着就能预防脚部水肿的
脚后跟伸直运动

　　长时间站立，而觉得脚部水肿时，可试着伸直脚后跟看看。坐在椅子上，脚往前伸直，膝盖不能弯曲，尽可能地伸展脚后跟。让小腿肚肌肉得以完全伸展，即可使足部的血液循环变好。

　　间隔 1～2 小时做 1～2 分钟的脚后跟伸直运动，便可彻底告别脚部水肿。

预防腰痛的
抱膝滚动身体运动

让我们利用睡前时间来消除腰痛吧！首先仰卧、双手轻抱膝，若没有疼痛感，双手可稍用力，紧抱双膝。腰痛产生的原因往往是因为腰部肌肉紧缩而压迫到神经，因此，只要膝盖提得越高、越靠近肩膀，就越能达到伸展背部的效果。

如果没有可仰卧的空间，可以使背部贴紧墙壁，单手抱膝，也具有同样的功效。

放松全身刺激肠胃的
单脚跳运动

造成便秘的主要原因通常是运动不足。因此就算家中没有运动器械，也可做单脚跳运动。每天3次，每次约3分钟即可。

如果平衡感很差，可以借助墙壁或手来帮助平衡。

17

本章看点

第二章

保护脏腑的健康大穴

　　五脏六腑是相互影响的整体，无论哪个出了问题，其他部位都会发生连锁反应，继而出现恶性循环。中医讲，医已病之病的是下医，医欲起之病的是中医，医未病之病的才是上医。所以，我们在病未起之时就要多按穴位增强脏腑的功能。本章介绍了为五脏六腑"保驾护航"的28个健康大穴，读者可以根据自身需求和实际情况来进行按摩保健。

极泉穴 养心大穴①

极，水之高而有源者；泉，心主血脉，如水之流。穴当心经之最高处，因名"极泉"。

● 主治

①各种心脏病、心胁满痛。②长期按压此穴，对臂肘寒冷、肩关节炎、肋间神经痛、心肌炎、心绞痛、黄疸、腋臭等病症，会有很好的调理保健功效。

精确取穴

腋窝正中，腋动脉搏动处即是。

取穴技巧及按摩

正坐，手平伸，举臂向上，屈肘，掌心向着自己头部，以另一手中指指端按腋窝正中凹陷处。

程 度
适度
指 法
时间／分钟
1~3

神门穴 养心大穴②

命名 出入之处为门，穴属心经，心藏神，主治神志病；又有人神出入门户之议，针灸此穴，可开心气的郁结，使神志得舒，心神有所依附，因名"神门"。

● 主治

①有安神、宁心、通络之功效，主治心烦失眠，采用针灸有特效。②神门是精、气、神的进入处，实为治疗心脏疾病的重要穴位。③为治疗心悸、心绞痛、多梦、健忘的特效穴。④长期按压此穴，对糖尿病、扁桃体炎、腕关节运动障碍等病症有很好的调理保健功效。

精确取穴

腕横纹尺侧端，尺侧腕屈肌腱的桡侧凹陷处即是。

取穴技巧及按摩

正坐，伸手、仰掌，屈肘向上约45°，在无名指与小指掌侧外下方，用另一手四指握住手腕，弯曲拇指，指甲所到的豆骨下、尺骨端凹陷处即是。

程 度
适度
指 法
时间／分钟
3～5

少府穴 **养心大穴③**

命名 聚处为府，此穴属于手少阴心经，为经气所聚之处，因名"少府"。

● **主治**

　①有宁神志、调心气之功效，主治一切心脏疾患。如风湿性心脏病、心悸、心律不齐、心绞痛等。②本穴通及心肾，能疏两经抑郁之气，故可治女性生殖器疾病、遗尿、尿闭。③长期按压此穴，对前臂神经麻痛、掌中热等病症，会有很好的调理保健功效。

　精确取穴

人体的手掌面，第4、5掌骨之间即是。

　取穴技巧及按摩

正坐伸手、仰掌、屈肘向上约45°，拇指以外的其余四指屈向掌中，当小指与无名指指尖之中间与感情线交会处即是。

程　度
适度
指　法
时间／分钟
3～5

揉揉捏压消百病全书

少冲穴 养心大穴④

命名　　少者指小，冲者有动的含意，手少阴心经之气从此冲出小指，主治神不守舍，针灸此穴有收摄心神之效，因名"少冲"。

● 主治

①为中风猝倒、心脏病发作、热病昏迷的急救穴。②主治一切心脏疾患，如心悸、心痛等病症。③长期按压此穴，对肋间神经痛、喉头炎、结膜炎、黄疸、上肢肌肉痉挛等病症，会有很好的调理与保健功效。

精确取穴

小指末节桡侧，距指甲角0.1寸处即是。

取穴技巧及按摩

手平伸，掌心向下，用另一手轻握小指，弯曲拇指，指尖到达的小指指甲下缘，靠近无名指侧的边缘处即是该穴。

程　度
适度
指　法
时间／分钟
3～5

太白穴 健脾大穴①

太，大的意思；白，肺的颜色，气也；"太白"的意思就是脾经的水湿云气在此吸热蒸升，化为肺金之气。此处穴位的物质是从大都穴传来的天部水湿云气，到达此处后，受长夏热燥气化蒸升，在更高的天部层次化为金性之气，所以称"太白穴"。

● 主治

①经常按摩、捶打此穴位，能够治疗各种脾虚病症，如嗜睡乏力、困倦、不思饮食、语声低微等。②还可以治疗肠鸣、腹胀、腹泻、胃痛、便秘等脾胃病症。

精确取穴

足内侧缘，足第1趾本节（第1跖骨关节）后下方，赤白肉际的凹陷处即是。

取穴技巧及按摩

正坐，把脚抬起，放置在另一大腿上，以另一侧手的拇指按脚的内侧缘靠近足第1趾的凹陷处。

程 度
适度
指 法
时间／分钟
1～3

揉揉捏压消百病全书

110

公孙穴 健脾大穴②

命名　公俗称为"祖"，祖有本源之意；孙俗称为 "小"，小有微传之意。该穴为脾经之络穴，从此别走足阳明胃经，而脾在五行属土，土居中州，能灌溉四旁，故将脾经络穴以"公孙"名其穴。

● 主治

①本穴理脾胃、调冲脉，可治胃痛、腹痛、呕吐、腹泻、痢疾。②并治生理痛、月经不调、足踝痛、颜面水肿、食欲不振等病症。③长期按压此穴，对胸闷、腹胀，能有很好的调理保健作用。

精确取穴

足内侧第1跖骨基底部前下缘，第1趾关节后1寸即是。

取穴技巧及按摩

正坐，将左足跷起放在右腿上。将另一侧手的食指与中指并拢，中指位于足内侧第1趾的关节后，则食指指腹所在位置即是。

程度
适度

指法

时间/分钟
1~3

周荣穴 健脾大穴③

命名　周，遍布、环绕的意思；荣，指草类开花或者谷类结穗时的茂盛状态；"周荣"的意思是说脾经的地部水湿大量蒸发，并化为天部之气。本穴的物质来源于从上部区域流散至此的地部水液，到达本穴的地部水液受心室外传之热的作用，又大量气化上行天部，于是气化之气如同遍地开花之状，脾土还原为本来的燥热之性；所以名为"周荣穴"。

● 主治

①此处穴位具有生发脾气、止咳平喘的作用。②按揉此穴，对咳嗽、气逆、胸胁胀满具有明显疗效。

精确取穴

胸外侧部，当第2肋间隙，距前正中线6寸之处即是。

取穴技巧及按摩

仰卧或正坐，将右手食指、中指、无名指三指伸直并拢，指尖朝左，将食指放在左侧锁骨下窝、锁骨外端下，则无名指指端所在之处即是。

程 度
适度

指 法

时间／分钟
1~3

府舍穴 健脾大穴④

命名　府，脏腑的意思；舍，来源之意。"府舍"的意思是说此处穴位的气血来自于体内脏腑。三焦内部，各脏器外溢的水液因三焦包膜的约束而存在于三焦之内，在地球重力的作用下，三焦内的水液聚集在下腹部，水液达到了腹部内外通孔的高度后，就会循腹部内外通孔溢向体表，因此本穴为足太阴经与阴维脉交会之处。

◉ 主治

①此穴具有润脾燥、生脾气的作用。②经常按揉此穴，能够缓解腹痛、疝气等症状。

精确取穴

人体的下腹部，当脐中下4寸，冲门穴上方0.7寸，距前正中线4寸处即是。

取穴技巧及按摩

正坐或仰卧，右手五指并拢，将拇指放于肚脐处，找出肚脐正下方小指边缘之处。以此为基点，再将右手手指向下，拇指放于此点处，则小指边缘之处即是此穴。以此法找出左边穴位。

程度
适度
指法
时间／分钟
1~3

第二章　保护脏腑的健康大穴

足三里穴 和胃大穴①

命名　主治腹部上、中、下三部之症，故名"三里"，又因它位于下肢，为了和手三里区别，因此称"足三里"。其二，里、居也，穴在膝下三寸（太素，杨上善注：一寸一里也），胫骨外侧而居，故名。其三，日本人代田文志所作的《针灸真髓》认为：三里治脾、胃、肾有效，故名。

● 主治

①能够理脾胃、调气血、补虚损，主治一切胃病。②对急慢性胃炎、胃溃疡、消化不良、胃痉挛、食欲不振，以及急慢性肠炎、便秘等有很好的疗效。

精确取穴

外膝眼下3寸，胫骨前嵴外1横指，当胫骨前肌上即是。

取穴技巧及按摩

正坐，屈膝90°，手心对髌骨（左手对左腿，右手对右腿），手指朝向下，无名指指端处即是该穴。

程 度
重
指 法
时间／分钟
1～3

揉揉捏压消百病全书

内关穴 和胃大穴②

命名 又名"阴维穴"。内，内部；关，关卡；"内关"是指心包经的体表经水由此穴位注入体内。

● 主治

①这个穴位对于因怀孕呕吐、晕车、手臂疼痛、头痛、眼睛充血、恶心想吐、胸胁痛、上腹痛、腹泻等症状，具有明显的缓解作用。②长期按压这个穴位，对心绞痛、精神异常、风湿性疼痛、胃痛、中风、偏瘫、偏头痛等，具有明显的改善和调理作用。

精确取穴

位于前臂正中，腕横纹上2寸，在桡侧腕屈肌腱与掌长肌腱之间。

取穴技巧及按摩

将右手中间3个手指并拢，无名指放在左手腕横纹上，这时右手食指和左手手腕交叉的中点即是。

程 度
重
指 法
时间/分钟
1~3

第二章 保护脏腑的健康大穴

115

天枢穴 **和胃大穴③**

命名 依据《易理·阴阳五行》学说："脾胃为后天之本，五行属土。"此穴是足阳明胃经经气发出的部位，并且位于胃经的枢纽位置，故名之。以天枢喻作天地之气相交之中点，正居人身之中点，应天枢之星象，故名"天枢"。

● 主治

①天枢穴可调理肠胃、调经止痛，主治便秘、腹泻、肠鸣等病症。②对于腹痛、虚弱劳损等疾病，也有很好的治疗作用。③对月经不调、痛经等妇科疾病有很好的治疗效果。

精确取穴

中腹部，平脐，距脐中2寸处即是。

取穴技巧及按摩

仰卧或正坐，双手手背向外，拇指与小指弯曲，中间三指并拢，以食指指腹贴于肚脐，无名指指腹所在之处即是。

程 度
适度
指 法
时间／分钟
1～3

揉揉捏压消百病全书

上脘穴 和胃大穴④

命名 上，上部的意思；脘，空腔的意思；"上脘"的意思是指胸腹上部的地部经水在此聚集。本穴物质为胸腹上部下行而至的地部经水，聚集本穴后再循任脉下行，经水由此进入任脉的空腔，所以名为"上脘"。

● 主治

①按摩这个穴位，具有和胃降逆、化痰宁神的作用。②长期按摩此穴，对反胃、呕吐、饮食不化、胃痛、腹胀、腹痛、胃炎、胃扩张等具有良好的疗效。

精确取穴

该穴位于人体的上腹部，前正中线上，当脐中上5寸。

取穴技巧及按摩

正坐，伸双手向胸，手掌放松，约成瓢状，掌心向自己，双手中指指尖相触碰的所在位置即是。

程 度
重

指 法

时间／分钟
1~3

第二章 保护脏腑的健康大穴

117

大横穴 润肠大穴①

30

命名 平线为横，谓旁侧也，本穴平脐，在肚脐之两旁，古之养生家谓"脐下为横津"。横津者，即腹内横通之径路也，相当于现代生理学的横结肠，故名"大横"。

● 主治

①本穴主治大肠疾患，尤其对习惯性便秘、腹胀、腹泻、小腹冷痛、肠道寄生虫病等病症，有很好的调理功效。②长期按压此穴，对多汗、四肢痉挛、肚腹肥胖等症，也有很好的调理与保健作用。

精确取穴

人体的中腹部，距脐中4寸处即是。

取穴技巧及按摩

正坐或仰卧，右手五指并拢，手指朝下，将拇指放于肚脐处，则小指边缘与肚脐所对之处即是。再依此法找出左边穴位。

程 度
适度
指 法
时间/分钟
1~3

神阙穴 润肠大穴②

命名 神，尊、上、长的意思，这里指父母或先天；阙，牌坊的意思。"神阙"的意思是指先天或前人留下的标记。此穴位也称"脐中""脐孔""脐舍穴""命蒂穴"等。

● 主治

①按摩这个穴位，有温阳固脱的作用，对小儿泻痢有特效。②按摩这个穴位，能够治疗急慢性肠炎、痢疾、脱肛、子宫脱垂、水肿、中风、中暑、肠鸣、腹痛、泻痢不止等。

精确取穴

该穴位于人体的中腹部，脐中央。

取穴技巧及按摩

在肚脐正中取穴即可。

程度	轻
指法	
时间/分钟	1~3

小海穴 润肠大穴③

命名 小与大相对；海，指穴内气血覆盖的范围广阔如海。因为小肠与胃相连，胃为水谷之海，又以六经为川，肠胃为海，此处穴位是小肠经经气汇合之处，比喻小肠之海，气血的范围极大，故名"小海"。

● 主治

①长期按摩这个穴位，可以润肠补气、活血通络、清热消肿。②长期按压此穴，可以治疗听觉麻痹、下腹痛、四肢无力等病症。

精确取穴

人体的肘内侧，当尺骨鹰嘴与肱骨内上髁之间凹陷处即是。

取穴技巧及按摩

伸臂屈肘向头，上臂与前臂约呈90°。另一手轻握肘尖，拇指指腹所在的两骨间即是该穴。

程 度
适度
指 法
时间／分钟
1~3

滑肉门穴 润肠大穴④

命名 此穴在腹部软肉处，又可润滑脾胃之门，故曰"滑肉门"。灵活为滑，以其舌为滑利之肉，该穴主治吐舌、舌强之疾，因名。此穴近肝脾之处，肝主脂，脾主肉，对于肥胖者有很好的消脂效果，因而得名。

● 主治

①按摩此穴，可以健美减肥、润滑肠胃。 ②长期按压本穴，对慢性胃肠病、呕吐、胃出血、月经不调、不孕症、肠套叠、脱肛等病症，能有很好的调理保健作用。

精确取穴

人体的上腹部，当脐中上1寸，距前正中线2寸处即是。

取穴技巧及按摩

仰卧或正坐，拇指与小指弯曲，中间三指伸直并拢，手指朝下，以食指第1指间关节贴于肚脐之上，则无名指第2指间关节所处位置即是该穴。

| 程 度 |
| 重 |
| 指 法 |

| 时间／分钟 |
| 1~3 |

鱼际穴 护肺大穴①

命名 鱼际穴位于拇指后内侧赤白肉际，隆起如鱼形的肥肉之中，因此穴在该块隆起的边际凹陷处，故名"鱼际"。

● 主治

①按摩此穴，可以调理肺气、清热泻火、止咳平喘、解表宣肺。②长期按压此穴，对于头痛、眩晕、神经性心悸亢进症、胃出血、咽喉炎、咳嗽、汗不出、腹痛、外感风寒、脑出血、脑缺血等病症，会有很好的调理保健作用。

精确取穴

拇指本节（第1掌指关节）后凹陷处，约当第1掌骨中点桡侧，赤白肉际处即是。

取穴技巧及按摩

以一手手掌轻握另一手手背，弯曲拇指，以指甲垂直下按第1掌骨桡侧中点的肉际处即是。

程 度
轻
指 法
时间／分钟
1~3

揉揉捏压消百病全书

中府穴 护肺大穴②

 命名　　中，指中焦；府，是聚集的意思。手太阴肺经之脉起于中焦，此穴为中气所聚，又为肺之募穴，脏气结聚之处。肺、脾、胃合气于此穴，所以名为"中府"。又因位于膺部，为气所过的腧穴，所以又称"膺俞"。

● 主治

①此穴可以肃降肺气、止咳平喘。②按摩此穴可以泻除胸中及体内的烦热，是支气管炎及气喘的保健特效穴。③长期按压此穴，对于支气管炎、肺炎、咳嗽、气喘、胸肺胀满、胸痛、肩背痛等病症，也具有很好的调理保健功效。

精确取穴

胸前壁的外上方，云门穴下1寸，前正中线旁开6寸，平第1肋间隙处即是。

取穴技巧及按摩

正坐或仰卧，将右手三指（食指、中指、无名指）并拢，放在锁骨下窝上，中指指腹所在的锁骨外端下即是。

程度
重
指法
时间/分钟
1~3

第二章　保护脏腑的健康大穴

扶突穴 护肺大穴③

命名 扶是扶持、帮助的意思；突的意思是冲。这个穴位的意思是大肠经的经气在外部热气的帮助下上行天部。因为此穴的物质是天鼎穴蒸发上行的水湿之气，水湿之气滞重，行到这里时无力上行于天，于是在心的外散之热的扶持下得以上行，所以名为"扶突穴"。

● 主治

①能够清润肺气、平喘止嗽、理气化痰。②经常按摩这个穴位，能够治疗咳嗽、气喘、咽喉肿痛等症。

精确取穴

人体的颈外侧部，喉结旁，当胸锁乳突肌前、后缘之间即是。

取穴技巧及按摩

双手拇指弯曲，其余四指并拢，手心向内，小指位于喉结旁，食指指腹所在位置即是。

程 度
适度
指 法
时间/分钟
1~3

迎香穴 护肺大穴④

 命名 鼻从此迎香而入，又肺开窍于鼻，本穴可治鼻塞不闻香臭，因名"迎香"。

● **主治**

①本穴主治鼻疾，如鼻腔闭塞、嗅觉减退、鼻疮、鼻内有息肉等。②长期按压此穴，对于颜面神经麻痹、颜面组织炎、喘息、唇肿痛、颜面痒肿等病症，有很好的调理保健功效。

精确取穴

人体面部，在鼻翼旁开约1厘米的皱纹中即是。

取穴技巧及按摩

正坐，双手轻握拳，食指、中指并拢，中指指尖贴鼻翼两侧，中指指尖所在之处即是。

程 度
适度

指 法

时间／分钟
1~3

复溜穴 补肾大穴①

命名 复是返还的意思；溜，通作流。本穴位居照海之次，是足少阴肾经经气所行之经穴，足少阴肾经之脉，至照海而归聚为海，并注输生发为阴维脉，至本穴复返而溜行，故名"复溜"。

● 主治

①本穴能调肾气、清湿热，主治肾炎、睾丸炎、功能性子宫出血、尿路感染、白带过多。②常按揉此穴，对于腹胀、泄泻、水肿、盗汗、热病汗不出、脚气病、腰痛等，都有很好的调理保健功能。

精确取穴

位于人体的小腿内侧，脚踝内侧中央上2指宽处，胫骨与跟腱间，或太溪穴直上2寸，跟腱的前方。

取穴技巧及按摩

正坐、垂足，将一足抬起，跷放在另一足膝盖上。再以另一手轻握脚腕，四指放脚背，拇指指腹所压之处即是。

程 度
轻
指 法
时间/分钟
1~3

中极穴 补肾大穴②

命名 中，与外相对，这里指穴内；极，屋的顶部横梁；"中极"的意思是指任脉气血在此达到了天部中的最高点，故名"中极"，也称"气原穴""玉泉穴""气鱼穴"等。

● 主治

①按摩这个穴位，有助气化、调胞宫、利湿热的作用，能治疗遗精、阳痿、月经不调、痛经、带下、子宫脱垂、早泄、水肿等病症。②长期按摩这个穴位，对遗尿不禁、疝气、不孕、崩漏、白浊、阴痛、阴痒等症状，也具有很好的调理和保健作用。

精确取穴

位于下腹部，前正中线上，当脐中下4寸。

取穴技巧及按摩

双手置于小腹，掌心朝自己，双手中指指腹相触碰的所在位置即是。

程度
重

| 指法 |

时间／分钟
1～3

第二章 保护脏腑的健康大穴

127

关元穴 补肾大穴③

命名　穴在脐下三寸，为男子藏精，女子蓄血之处，是人生之关要真元之所存，元气(元阴、元阳)交关之所，穴属元气之关隘，故名"关元"。

● 主治

①有培肾固本、调气回阳之功效，主治阳痿、早泄、月经不调、崩漏、带下、不孕、子宫脱垂、闭经、遗精、全身衰弱。②长期按压此穴，对腹泻、腹痛、痢疾、小便不利、尿闭、尿路感染、肾炎等病症，有很好的调理保健作用。

精确取穴

该穴位于下腹部，前正中线上，当脐中下3寸。

取穴技巧及按摩

正坐，双手置于小腹，掌心朝自己，双手中指指腹相触碰的所在位置的即是。

程 度
重
指 法
时间/分钟
1~3

揉揉捏压消百病全书

128

命门穴 补肾大穴④

 命名 又称"属累穴""精宫穴"。命，人的根本；门，出入的门户；"命门"指人体脊椎中的高温高压阴性水液由此穴外输督脉。

● 主治

①按摩此穴对肾气不足、精力衰退，有固本培元的作用，对腰痛、腰扭伤、坐骨神经痛有明显疗效。②经常按摩此穴能治疗阳痿、遗精、月经不调、头痛、耳鸣、四肢冰冷等疾患。

精确取穴

在人体腰部，当后正中线上，第2腰椎棘突下凹陷处。

取穴技巧及按摩

正坐，伸两手至腰背后，拇指在前，四指在后。双手中指指腹相触碰的所在位置即是。

程度
重
指法
时间／分钟
3~5

第二章 保护脏腑的健康大穴

129

太冲穴 疏肝大穴①

命名 肝也，其原气出于太冲，本穴为肝经之原穴。太，大也；冲者通道也。喻本穴为肝经的通道所在，亦即原气所居之处，故以为名。

● 主治

①有平肝熄风、疏肝理气、活血止痛之功效，主治头痛、眩晕、高血压、失眠。②长期按压此穴，对月经不调、乳腺炎、胁痛、胃痛、腹痛、痛经、外阴痛、便秘等病症，会有很好的调理保健作用。

精确取穴

该穴位于人体脚背部第1、2跖骨结合部之前凹陷处。

取穴技巧及按摩

正坐，垂足，屈左膝，举脚置于座椅上、臀前，伸左手，手掌朝下置于脚背，弯曲中指，中指指尖所在的位置即是。

程 度
轻
指 法
时间／分钟
1~3

揉揉捏压消百病全书

膻中穴 疏肝大穴②

命名 又名"元儿穴""胸堂穴""上气海穴""元见穴"等。膻，羊臊气或羊腹内的膏脂，这里指穴内气血为吸热后的热燥之气；中与外相对，指穴内；"膻中"指任脉之气在此吸热胀散。

● 主治

①按摩这个穴位有调气降逆、宽胸利膈的作用，能够治疗支气管哮喘、支气管炎、咳嗽、心悸、心烦等疾病。②长期按压此穴位，对乳腺炎、乳汁过少、肋间神经痛等病症，有很好的调理和保健作用。

精确取穴

位于胸部，当前正中线上，平第4肋间隙，或两乳头连线的中点。

取穴技巧及按摩

正坐，伸双手向胸，手掌放松，约呈瓢状，掌心向自己，中指指尖置于双乳的中点位置即是。

程度
重
指法
时间／分钟
1~3

第二章 保护脏腑的健康大穴

章门穴 疏肝大穴③

命名 章门者是五脏(肝、心、脾、肺、肾)之气出入交经的门户，并为主治五脏病变之门户，故名"章门"。

● 主治

①本穴为五脏精气之会穴，有疏肝行气之特效，主治心胸郁闷、胃痉挛、肝气郁结、胸胁疼痛。②长期按压此穴，对肝脾肿大、肝炎、肠炎、泄泻、腹胀、呕吐等病症，会有很好的调理保健作用。

精确取穴

该穴位于人体的侧腹部，当第11肋游离端的下方。

取穴技巧及按摩

正坐或仰卧，双手掌心向自己，指尖朝下，放在双乳下、肋骨上。用拇指、食指直下掌根处，所按形状像条鱼一般的肉厚处即是。

程度
轻
指法
时间/分钟
1~3

揉揉捏压消百病全书

期门穴 疏肝大穴④

命名 期，周一岁也，岁有十二月，三百六十五日，肝经为十二经脉（应十二月）之终，期门为三百六十五穴（应一年之日）之终，故以"期"名。又本穴为人之气血归入的门户，故名"期门"。

● 主治

①有疏肝行气、化积散淤之功效，主治肋间神经痛、肝炎、胆囊炎、胸胁胀满。②长期按压此穴，对腹胀、呕吐、乳痈等病症，有很好的调理保健作用。

精确取穴

该穴位于胸部，当乳头直下，第6肋间隙，前正中线旁开4寸。

取穴技巧及按摩

正坐，举双手，掌心向自己，指尖相对，放在双乳下、肋骨上，拇指、食指直下掌根处的鱼际所按处处即是。

程 度
轻
指 法
时间／分钟
3~5

本章看点

第三章
舒缓压力的指压按摩疗法

现代人由于紧张忙碌的生活方式，身体总是超负荷运转，时间一长，就会出现一些疲劳倦怠甚至不舒服的信号。这些其实都是身体在向我们提出抗议，也是疾病的先兆。如果不予理睬，那么这些小毛病很可能就会演变成非上医院不可的大毛病了。在这时，我们最好调整一下生活节奏，或者按照本章介绍的方法，利用穴位进行指压按摩来舒缓压力。

(46) 眼睛疲劳

病症概述

　　眼睛疲劳时，不仅会疼痛，而且视物模糊不清，还会引起头痛、头重、肩膀僵硬等症状。调节性眼睛疲劳、肌性眼睛疲劳可能会导致近视、散光，或左右眼度数不同的老花眼等。

● 病理病因

　　长时间用眼，注意力长时间过度集中而眨眼次数少，角膜表面干燥，产生角膜受刺激的症状。现代人过长时间注视电脑荧光屏而没有适当地放松和调节，容易导致一些眼部疾患。用眼不卫生，在强光、弱光等环境下长时间看书，佩戴度数不符的眼镜都有可能产生眼疲劳。

● 健康贴士

　　减少光反射，避免强光，电脑荧光屏的亮度要适当。注意眼睛休息，通常连续用眼1小时，就要休息5~10分钟。在车上不要看电视或者看书。

对症按摩

精确取穴 ▶

❶ 睛明穴
　　双目之内眦内上方约0.1寸凹陷处。

❷ 瞳子髎穴
　　眼外角外侧，在眼眶骨外缘的凹陷中。

按摩步骤 ▶

<<< ①

按摩部位：睛明穴
按摩手法：指压
按摩时间：5分钟
按摩力度：★★

<<< ②

按摩部位：瞳子髎穴
按摩手法：指压
按摩时间：3分钟
按摩力度：★★

揉揉捏压消百病全书

手把手教你做指压

方法一

以食指指腹按压瞳子髎穴

力度	节奏	时间／分钟
轻	长	3

指压手法　　用左右手的食指压住瞳子髎，可将中指压在食指之上，以固定力度。以画圈的手法指压最有效。

方法二

按睛明穴可消除眼睛疲劳

力度	节奏	时间／分钟
轻	长	5

指压手法　　内眼角有能缓解眼睛疲劳的睛明穴，须将食指及中指交叠来指压此处。注意不要压到眼球，并缓慢施力、轻轻指压。

食指与中指交叠

● 爱心小提示

护眼要注意 1

◎ 不要在昏暗或刺眼的光线下看书，明暗对比的柔和灯光对眼睛最好。

◎ 在工作和学习的空余时间要注意闭眼休息。

◎ 眼睛疲劳者，多用枸杞子和菊花泡茶饮用，有护眼的作用。

46

47 眼睛痒

病症概述

发病时患者会感觉到眼睛奇痒难忍，有的还有灼热感，天热时或揉眼后感觉更强烈。患者还会有轻度畏光、流泪，分泌物为黏丝状。因为多发于青少年，又被称为青少年性结膜炎。

● 病理病因

又被称为"春季卡他性结膜炎"。每当春暖花开时发病，春夏季多发，到秋末天寒时症状消失，所以这是一种过敏性、季节性、反复发作的双眼性结膜炎症。一般认为与花粉、毛发、日光、浮尘等有关，该病虽然没有传染性，但可能合并其他过敏性疾病。

● 健康贴士

尽可能避开有关过敏原，尽量避免接触花粉、粉尘。发病季节出门应避开强光刺激。发痒时可冷敷眼睛，不可用手揉或热敷。发病期间最好不要吃羊肉及鱼虾类发物。

对症按摩

精确取穴 ▶

①承泣穴
人体面部，瞳孔直下，眼球与眼眶下缘中间。

②四白穴
人体面部，目平视，瞳孔直下1寸，当眶下孔处。

按摩步骤 ▶

<<< **1**

按摩部位：**承泣穴**
按摩手法：**指压**
按摩时间：**3分钟**
按摩力度：★★

<<< **2**

按摩部位：**四白穴**
按摩手法：**指压**
按摩时间：**5分钟**
按摩力度：★★★

揉揉捏压消百病全书

手把手教你做指压

方法一

用中指指压承泣穴可缓解瘙痒感

力度	节奏	时间／分钟
轻	长	3

指压手法

因为此穴位靠近眼球，为求安全起见，请以最稳定的力度进行，指压时尽量将力量的着力点放在下方，循序渐进地加强力度。

以手指指间关节刺激穴位

方法二

用拳头按压位于前发际的头临泣穴

力度	节奏	时间／分钟
强	中	3

指压手法

由于头临泣穴是头骨部的穴位，用比指头更坚硬的东西来刺激是最有效的。如果是自己进行指压，则以手指指间关节按摩最为有效，如锥般地按摩，可使眼睛明亮清晰，并能缓解瘙痒之感。

● 爱心小提示

护眼要注意 2

◎ 不要用脏手揉眼睛，小心手上的细菌侵入眼睛。

◎ 每天特意地眨眼 300 下，有助于改善眼睛干涩，并给眼睛做小小的按摩。

◎ 休息眼睛时可远眺绿色植物 5 ~10 分钟。

47

眼睛充血

病症概述

一开始觉得视力不清、眼睛酸涩、眼睑沉重，但最后往往会造成眼球疼痛、眼睛充血等严重症状，而会有这些症状都是因为用眼过度或睡眠不足引起的。

● 病理病因

巩膜上毛细血管的扩张引起巩膜发红，这是造成眼睛充血的直接原因。眼睛遭到某种刺激，就会引发眼睛充血，这时巩膜马上变得通红，待刺激因素消除后，通红的眼球又变得洁白。眼睛充血后一定要找到原发疾病，积极治疗原发疾病，才能根除眼睛充血症状。

对症按摩

● 健康贴士

刺激眼睛附近的穴位时，刚开始要以较轻的力度，然后再慢慢地加强力度。由于双手会接触到眼球，因此手部要保持清洁，指甲太长的人要注意不要伤害到眼球。

精确取穴 ▶

❶ 攒竹穴

人体面部，当眉头凹陷中，眶上切迹处即是。

❷ 丝竹空穴

人体面部，眉梢外侧凹陷处。

按摩步骤 ▶

<<< 1

按摩部位：攒竹穴
按摩手法：指压
按摩时间：3分钟
按摩力度：★★

<<< 2

按摩部位：丝竹空穴
按摩手法：指压
按摩时间：1分钟
按摩力度：★★

手把手教你做指压

方法一

沿着眼眶边缘以食指指间关节来指压

力度	节奏	时间／分钟
强	中	3

指压手法

攒竹穴要用食指指间关节来刺激。按摩时，将手指上下揉动来进行。右侧指压完后，也别忘了左侧也要以同样的动作再进行 1 次。

方法二

手指贴住眼球表面轻柔地施力

力度	节奏	时间／分钟
强	长	3

指压手法

手掌呈碗状，三指贴在眼球上，配合着呼吸轻轻地施力于眼球，每次动作约维持 10 秒钟。

● 爱心小提示

眼睛充血时要注意

◎ 平时多吃富含维生素 A、胡萝卜素及维生素 B_2 的食物，如胡萝卜、猪肝、菠菜、南瓜等。

◎ 多吃磷脂含量高的食物，如蛋黄、动物肝脏、小米等。

◎ 忌食辛辣刺激性食物，戒烟酒。

48

流鼻涕、鼻塞

揉揉捏压消百病全书

病症概述　刚开始感冒时流出的就是清鼻涕，随后鼻涕就会慢慢浓一些，变成白色。之后流出的就可能是黄色的浓鼻涕了。而鼻塞与流鼻涕总是相伴而生，就是俗称的"鼻子不通气"。

● 病理病因

　　鼻塞、流鼻涕是耳鼻喉科常见的症状之一，凡是影响到鼻腔呼吸通道宽狭的病变都能引起本病。急性鼻炎会引起鼻塞、流鼻涕，通常短短几天内就达到高潮，但是1周左右就会好转，可能伴有发热、头晕等全身症状。

● 健康贴士

　　平时应注意均衡饮食，并养成运动的习惯，提高身体免疫力。冬天出门应注意鼻部的保暖。多喝水、多食用温和的食物，避免进食辛辣刺激食物，都可以改善症状。

对症按摩

精确取穴 ▶

❶ 迎香穴
　　人体面部，在鼻翼旁开约1厘米的皱纹中即是。

❷ 素髎穴
　　位于鼻尖正中。

按摩步骤 ▶

‹‹‹ 1

按摩部位：迎香穴
按摩手法：指压
按摩时间：3分钟
按摩力度：★★

‹‹‹ 2

按摩部位：素髎穴
按摩手法：指压
按摩时间：3分钟
按摩力度：★★

手把手教你做指压

方法一

> 刺激鼻子两侧的迎香穴可使鼻子通畅

力度	节奏	时间/分钟
轻	中	3

指压手法　食指放在中指上，指压鼻子两侧，技巧是向上推揉，此法最能有效改善鼻塞的症状。也可用尖锐的发卡、牙签等来按摩，但是要注意力度的大小，以免损伤皮肤。

方法二

> 以现成的暖暖袋温热大椎穴可缓解鼻塞

力度	节奏	时间/分钟
强	长	5

指压手法　在靠近颈部的大椎穴上热敷，待渐渐暖和后，你就会发现令人烦恼的鼻塞因此得到舒解，鼻子也会通畅不少。

49

脸部水肿

病症概述

早晨起床后，眼睑及颜面常出现轻度水肿，下肢有凹陷性水肿或紧绷感。随着活动，水肿会逐渐减轻消退。一般认为这与精神因素及自主神经功能紊乱有关。

● 病理病因

循环系统受影响，皮肤血管扩张，体液渗透并聚于皮下组织，或因下肢血液回流受阻、淤积，便产生了水肿现象。容易脸部水肿的人群，包括习惯在睡前大量喝水的人、经常久坐不动的人、饮食口味重的人、经常熬夜的人以及体质较差的人。

● 健康贴士

长期坚持适当锻炼，以增强体质。饮食以含有丰富的蛋白质、维生素及无机盐，低脂肪、低胆固醇，少糖、少盐为原则。起居有规律，睡前不要大量喝水。

对症按摩

精确取穴 ▶

公孙穴
足内侧第1跖骨基底部前下缘，第1趾关节后1寸处。

解溪穴
足背与小腿交界处的脚腕横纹中央凹陷处，当拇长伸肌腱与趾长伸肌腱之间。

按摩步骤 ▶

◀◀◀ ①

按摩部位：**公孙穴**
按摩手法：**按揉**
按摩时间：**5分钟**
按摩力度：★★★

◀◀◀ ②

按摩部位：**解溪穴**
按摩手法：**按揉**
按摩时间：**3分钟**
按摩力度：★★

手把手教你做指压

方法一

按摩胸锁乳突肌可促进颈部血液循环

力度	节奏	时间／分钟
中	中	3

指压手法　　一开始以四指揉摩胸锁乳突肌的前端，沿着此肌肉往下指压，如果再施加一点力度，更可加强效果。

方法二

颈部微侧，指压天窗穴效果不错

力度	节奏	时间／分钟
轻	中	3

指压手法　　天窗穴具有促进颈部血液循环之功效，如果只是靠一般的指压方法无法达到理想的疗效。建议你颈部微侧，以头部的重量加在拇指之上进行指压，效果一定能让你大吃一惊。

(51) 肌肤干燥

病症概述

秋冬季节，人体的皮脂、汗液分泌会逐渐减少，皮肤明显变得干燥，脸感到紧绷。用手掌轻触时，没有湿润感，身体其他皮肤呈现出"干巴巴"的状态，有的部位甚至有干燥脱皮现象。

● 病理病因

极端的减肥古式及偏食，使皮肤失去充分的营养，弹性降低，水分缺乏，变得干燥而脆弱。室内的暖气温度过高、使用过热的水洗澡、使用具刺激性的香皂或清洁剂、过度使用化妆品使皮肤自身代谢能力减弱而变得干燥。女性在绝经后雌激素分泌减少，也可能导致皮肤干燥。

对症按摩

● 健康贴士

喝足够的水，补充体内水分，多吃水果蔬菜，补充维生素A。洗澡时采用适当水温，过热的水会加重皮肤的干燥。坚持锻炼，增强自身循环系统的代谢能力。

精确取穴 ▶

大杼穴
　位于第1胸椎棘突下，旁开1.5寸。

①

地仓穴
　人体面部，口角外侧，上直对瞳孔处即是。
②

按摩步骤 ▶

‹‹‹ ①

按摩部位：**大杼穴**
按摩手法：**按压**
按摩时间：**3分钟**
按摩力度：★★★

‹‹‹ ②

按摩部位：**地仓穴**
按摩手法：**指压**
按摩时间：**3分钟**
按摩力度：★★

揉揉捏压消百病全书

手把手教你做指压

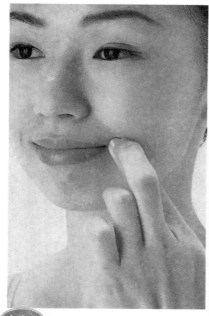

方法二

将牙签绑成1捆刺激颈后的大椎穴

力度	节奏	时间/分钟
轻	短	3

指压手法

　　将20～30支牙签绑成1捆，来刺激颈后的大椎穴，此刻你会有一种被小鸟啄食的疼痛感。如果再将颈部微微向前倾，指压起来会更舒服。

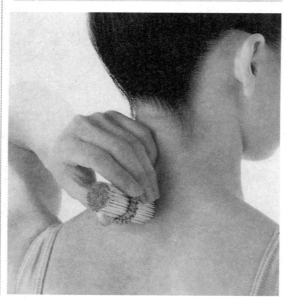

方法一

中指交叠在食指之上指压疗效更好

力度	节奏	时间/分钟
轻	中	3

指压手法

　　由于嘴角附近的地仓穴在按摩时不容易锁定，你可以如上图般地将手指叠起指压，或者改用牙签来指压。

爱心小提示

以牙签代替集合针

　　体力较差的小儿及老人并不适合刺激太强的针灸治疗，因此中医师们会使用集合针，这是将如牙签般的东西集合起来的一种指压用具。你在家中进行指压时，也可以将牙签绑在一起，作为替代品。

　　因为颈部是极敏感纤细的部位，如果是不习惯于针灸的人，可以轻微的力度来进行刺激。

打喷嚏、咳嗽

病症概述　感冒、对花粉过敏都可能引起打喷嚏或咳嗽。越是在重要的时刻越容易一直不停地打喷嚏、咳嗽。在进行重要会议时，越想停止打喷嚏或咳嗽，越无法遏止，且更容易因情绪紧张而越来越严重。

● 病理病因

打喷嚏是人体的一种生理反射活动。在呼吸时，鼻腔吸入一些灰尘、花粉；感冒时，鼻黏膜充血、分泌物增加，使鼻黏膜受到刺激，都会引起打喷嚏。有时，人在情绪激动或遇到强光刺激、寒战及某些疾病发作时，也会引起打喷嚏。

对症按摩

精确取穴 ▶▶

● 健康贴士

坚持锻炼，增强抵抗力。远离过敏原。加强保暖意识，避免受凉或感冒引发鼻炎。注意个人和鼻腔的卫生。

①

天突穴
位于颈部中央，喉结靠下，胸骨上方的凹陷处。

尺泽穴
在肘横纹中，肱二头肌腱桡侧凹陷处。

②

按摩步骤 ▶▶

<<< ①

按摩部位：天突穴
按摩手法：指压
按摩时间：3分钟
按摩力度：★★★

<<< ②

按摩部位：尺泽穴
按摩手法：指压
按摩时间：5分钟
按摩力度：★★★

手把手教你做指压

方法一

以中指来指压，技巧是中途改变力度的方向

力度	节奏	时间／分钟
中	中	3

指压手法　　位于左右锁骨中间的天突穴，若单是以食指施力并不能达到预期的疗效。所以，在指压的中途必须改变施力的方向，不断地向胸骨方向施力，则刺激将可传到胸部。

方法二

弯曲手肘才能充分指压尺泽穴

力度	节奏	时间／分钟
中	中	5

指压手法　　手肘处的尺泽穴，必须要弯曲手肘才容易找到，找到之后，便可朝手肘方向以像要深入骨头似的按摩来达到疗效。

爱心小提示

按摩背部能缓解咳嗽

咳嗽通常会使用到腹肌及背肌等上半身的肌肉。所以，当你咳嗽得很厉害时，摸一下背部肌肉，想必是僵硬如石。此时就要采取俯卧的姿势来指压脊椎左右僵硬的部位，消除背部的疼痛进而止咳。特别是恼人的夜咳，如能在睡前指压背部，便可轻松入睡，一夜好眠。

52

53 颈部僵硬

病症概述　长时间低头工作的人，常常会觉得肌肉负担沉重而变得僵硬。长期处于这种姿势会导致软组织的劳损和椎间盘的损伤，颈部有酸胀感，严重的还会引起放射性疼痛和头晕、呕吐等症状。

● 病理病因

姿势不良是造成颈部酸痛僵硬的最常见原因，尤其是以长期坐姿不良为主。坐姿不良主要的表现是驼背、头向前伸，这样颈部后方肌肉必须额外负担以支撑头部前伸的重量，以避免头部往下垂。这样，时间一久，颈部就可能出现酸痛僵硬。

对症按摩

精确取穴 ▶

● 健康贴士

行走和端坐要抬头挺胸，尽量维持上半身直立，避免弯腰驼背。需要长时间抬头或低头的人，经常做一些放松肌肉、伸展关节的动作，以减轻颈椎压力。

❶ 颈部

❷

风池穴　后颈部，后枕骨下，两条大筋上缘陷窝中，与耳垂齐平。

按摩步骤 ▶

❮❮❮ 1	❮❮❮ 2
按摩部位：颈部 按摩手法：摇法 按摩时间：1分钟 按摩力度：★★	按摩部位：风池穴 按摩手法：拿法 按摩时间：5分钟 按摩力度：★★★

揉揉捏压消百病全书

手把手教你做指压

方法一

颈后酸痛僵硬时，可用左右四指指尖同时指压

力度	节奏	时间／分钟
中	中	5

指压手法	四指指尖置于颈肌上，以指尖稍微立起的方式做指压，若能配合呼吸来进行，效果更显著。

方法二

颈侧酸痛时，以中指仔细按摩天容穴

力度	节奏	时间／分钟
中	中	3

指压手法	中指指腹置于天容穴之上，再配合呼吸慢慢地指压，可提高疗效。

● 爱心小提示

严重时再指压胸锁乳突肌

　　颈部两侧严重酸痛僵硬时，只靠指压天容穴是无法完全改善的，如能再按摩胸锁乳突肌，则更可使全身舒坦。偏头痛时，胸锁乳突肌处会特别酸痛，此刻，以拇指及食指抓捏此处肌肉，会收到意想不到的效果。

53

小腿痉挛

小腿痉挛也叫"腿肚子痉挛"，医学上称之为"腓肠肌痉挛"。是一种肌肉突然、不自主地强直收缩的现象，会造成肌肉僵硬、疼痛难忍。但这种情况即使不予医治也能慢慢自愈。

● 病理病因

寒冷的刺激容易引起小腿痉挛；疲劳过度，如当长途旅行、爬山、登高时，小腿肌肉最容易发生疲劳，当它疲劳到一定程度时，就会发生痉挛；当人体血液中钙离子浓度太低时，肌肉容易兴奋而痉挛，青少年生长发育迅速，很容易缺钙，因此就常发生腿部痉挛的现象。

● 健康贴士

多补充钙和维生素D，多吃虾皮、牛奶、豆制品等。锻炼时要充分做好准备活动，再参加各种运动或比赛。要注意保暖，不让局部肌肉受寒。

对症按摩

精确取穴 ▶

① 委中穴
站立时，膝后弯曲处腘横纹的正中央。

② 筑宾穴
位于小腿内侧，脚内踝上方约5横指的距离，胫骨内侧后方约2厘米宽的小腿肚中。

按摩步骤 ▶

1 <<<
按摩部位：**委中穴**
按摩手法：**指压**
按摩时间：**5分钟**
按摩力度：★★★★

2 <<<
按摩部位：**筑宾穴**
按摩手法：**指压**
按摩时间：**5分钟**
按摩力度：★★★★

手把手教你做指压

方法一

用高尔夫球刺激筑宾穴可预防小腿痉挛

力度	节奏	时间／分钟
强	中	5

指压手法　小腿痉挛时用拇指指压此穴，可使小腿肌肉得到松弛。另外，有效的预防之道是时常在此穴位上滚动高尔夫球。

方法二

转动足踝让血液输送到小腿肌肉可缓解小腿痉挛

力度	节奏	时间／分钟
中	长	5

指压手法　一只手抓住脚踝上方使其固定，另一只手握着脚尖转动脚踝，尽可能地大幅度转动，才能达到效果。这种方式可加强脚部的血液循环，并能有效预防小腿痉挛。

方法三

弯曲膝盖对委中穴做较深入的指压

力度	节奏	时间
强	中	5

指压手法　自己指压委中穴时，采用双手扣住膝盖的方式，以左右拇指来刺激，持续指压到肌肉舒展开来为止，如此，痉挛的状况将会有所改善。

54

脚麻

病症概述　脚麻是人们日常生活中常常会出现的症状，如怀孕、不正确睡姿、如厕蹲久了均可引发。发作时患者脚底感到冰冷及酸麻，一动即痛。

● 病理病因

　　脚发麻的根本原因是血液的循环受阻，坐骨神经以及其他属于下肢的神经失去了血液的濡养。具体原因有：长时间保持不正确的坐姿，造成下肢的血液循环不流通；缺乏维生素C或者缺镁、缺铁；扁平足压迫足底神经及血管，导致血流不畅，肢体供氧不足。

揉揉捏压消百病全书

对症按摩

精确取穴 ▶

① 环跳穴
　　侧卧屈股，股骨大转子最高点与骶管裂孔连线的外1/3与内2/3交点处。

● 健康贴士

　　按摩过程中，会有麻麻的感觉，要稍加忍耐。平时不要长时间保持同一个坐姿，避免下肢长时间受到压迫而使血流不通。多注意运动，以促进血液循环。

② 伏兔穴
　　大腿前面，髂前上棘与髌骨外侧端的连线上，髌骨外上缘6寸处。

按摩步骤 ▶

◀◀◀ 1

按摩部位：**环跳穴**
按摩手法：**按揉**
按摩时间：**5分钟**
按摩力度：★★★★★

◀◀◀ 2

按摩部位：**伏兔穴**
按摩手法：**按压**
按摩时间：**5分钟**
按摩力度：★★★★

手把手教你做指压

方法一

指压环跳穴要侧躺才容易进行

力度	节奏	时间／分钟
强	长	5

指压手法 这是一个要侧躺才容易进行指压的穴位。位于上方的那一脚，膝盖要触及地板，双手的拇指交叠置于环跳穴之上，将体重集中在拇指上，垂直施力，此刻趾尖会有麻麻的感觉。

方法二

上半身稍微往前倾，以体重来按压伏兔穴

力度	节奏	时间／分钟
强	中	5

指压手法 坐在椅子上，脚着地，形成屈膝状态，以手掌对准伏兔穴，然后上半身稍微前倾，以全身的重量做指压。

● 爱心小提示

时间若充足可指压大腿后侧肌肉

大腿的前侧肌肉若得到舒展，麻痹感就会消失，如果时间还够，也可以顺便给大腿后侧肌肉做一下指压，以达到平衡。另外，因腰部受寒而引起的足部麻痹，也是必须要伸展大腿肌肉才有明显效果的，可依腿部指压的要领按摩大腿的后侧肌肉，如此才能完全治好容易脚麻的毛病。但自己指压大腿后侧肌肉时比较不方便，可请别人代劳。

55

脚底冰冷

病症概述 天气一冷，就有许多人感觉全身发冷，手脚尤其冰凉。躲进被窝许久，双脚依然冰冷，让人迟迟无法入睡。这种情况，就属于中医所说的"阳虚"，俗称"冷底"或是"寒底"。

● 病理病因

温度降低，人体血管收缩、血液回流能力减弱，使得部分血液循环不畅而导致脚底冰冷。通常脚容易发冷的人血液循环都不好，所以必须要以抓捏来促进血液循环。抓捏穴位时，记得一定要耐得住痛，如此才能使血流畅通，使脚底温热起来。在睡前进行穴位疗法效果会更佳。

对症按摩

精确取穴 ▶

隐白穴
足第1趾内侧，趾甲根角旁0.1寸。

❶

● 健康贴士

常吃芝麻、花生，这些食物富含维生素E，可以帮助人体对B族维生素的吸收，加强对抗寒冷的能力。维生素E还有扩张血管的作用，可以加强肢体末梢的血液循环。

❷

涌泉穴
足底部，在足前部凹陷处，第2、3趾趾缝纹头端与足跟连线的前1/3处。

按摩步骤 ▶

◀◀◀ 1

按摩部位：**隐白穴**
按摩手法：**指压**
按摩时间：**2分钟**
按摩力度：★★★

◀◀◀ 2

按摩部位：**涌泉穴**
按摩手法：**指压**
按摩时间：**2分钟**
按摩力度：★★★

手把手教你做指压

方法一

有节奏地指压脚趾边缘的内庭穴是有效的窍门

力度	节奏	时间／分钟
中	短	3

指压手法

以竖起手拇指的手势指压脚第2、3跖趾关节间的内庭穴。每次指压的时间尽量不要太长，虽然是使用中度的力量，还是会相当疼痛，一定要忍耐一下。

方法二

以抓捏方式刺激脚趾甲旁的井穴

力度	节奏	时间／分钟
中	短	3

指压手法

如下图所示，依序用手指甲抓捏脚趾甲旁的井穴，刺激完井穴后再以揉捏的方式指压各脚趾间的穴位，有助于畅通血流。

56

157

脚第 1 趾侧弯

穿浅口高跟鞋时，高跟鞋重心在前面，身体的重量集中于此，使脚趾的负担加重，脚第1趾会向小趾方向侧弯，也就是所谓的"拇趾侧弯"，会逐渐演变成脚部疼痛。

● 病理病因

脚第1趾侧弯的主要病因在于第1趾基底部关节脱位，从而引起第1趾向小趾的方向侧弯。穿太紧及高跟的鞋子是第1趾侧弯的主要原因。其他内在的因素如先天性足外翻，是因关节角度先天异常，或是像扁平足外张、跟腱挛缩等，也都会造成第1趾的侧弯。

对症按摩

● 健康贴士

为防止症状愈变愈严重，要尽早指压脚第1趾根部的太冲穴及公孙穴，让脚第1趾恢复原来的形状。通过此穴位指压疗法，能使被挤压在鞋中的脚第1趾得到解放。

精确取穴 ▶

公孙穴
　　足内侧第1跖骨基底部前下缘，第1趾关节后1寸处。

太冲穴
　　位于人体脚背部，第1、2跖骨接合部之前凹陷处。

① ②

按摩步骤 ▶

‹‹‹ ①

按摩部位：公孙穴
按摩手法：指压
按摩时间：5分钟
按摩力度：★★★

‹‹‹ ②

按摩部位：太冲穴
按摩手法：指压
按摩时间：5分钟
按摩力度：★★★

手把手教你做指压

方法一

往骨凸出的方向刺激公孙穴，脚第 1
趾会逐渐复原

力度	节奏	时间／分钟
中	中	5

指压手法　以手握住脚背的手势并竖起手拇指指尖指压公孙穴。如果按摩的位置正确，脚第 1 趾会有刺痛感，如果继续做指压可让脚第 1 趾得到舒展。

● 爱心小提示

选好鞋，护好脚

◎ 选择适合自己脚的鞋子最重要。不要为拥有一双小巧的脚而选择夹脚的鞋子。
◎ 尽量不要穿鞋跟太高的鞋子，尤其是鞋跟高达 5 厘米以上的鞋子，对脚的伤害更很大。

方法二

指压太冲穴，脚第 1 趾便可轻松活动

力度	节奏	时间／分钟
中	中	5

指压手法　用拇指按压脚第 1 趾及脚第 2 趾间上方的太冲穴，原本僵硬的脚第 1 趾便可轻松地活动。如果还是达不到效果，可试着用圆珠笔来加强刺激。

57

失眠

病症概述
又称为"不寐""不得眠""不得卧""目不瞑"等，是指经常不能正常睡眠的一种病症。常伴有白天精神状况不佳、反应迟钝、疲倦乏力，严重影响日常生活和工作学习。

● 病理病因

任何身体的不适症状均可导致失眠；不良的生活习惯，如睡前喝浓茶、咖啡，吸烟等均可造成失眠；因某个事件特别兴奋或者忧虑也会导致机会性失眠。

对症按摩

精确取穴 ▶▶

内关穴
位于前臂正中，腕横纹上2寸，在桡侧腕屈肌腱与掌长肌腱之间。
①

● 健康贴士

床的硬度和枕头的高度应适中。生活有规律，定时休息，晚餐不宜过饱，睡前不饮茶和咖啡等刺激性饮料。以清淡而富含蛋白质、维生素的饮食为宜。

②

三阴交穴
小腿内侧，足内踝尖上3寸，胫骨内侧缘后方即是。

按摩步骤 ▶▶

◀◀◀ 1

按摩部位：**内关穴**
按摩手法：**掐法**
按摩时间：**2分钟**
按摩力度：★★★

◀◀◀ 2

按摩部位：**三阴交穴**
按摩手法：**按揉**
按摩时间：**5分钟**
按摩力度：★★★

手把手教你做指压

方法一

同时指压左右的膈俞穴，若肌肉严重僵硬时可分次进行

力度	节奏	时间／分钟
中	中	5

指压手法

坐在地上，请别人代为指压，如上图所示同时指压左右两侧的膈俞穴，但如果肌肉有严重僵硬的情形，可分次仔细地指压。

方法二

双脚温热后，以圆珠笔指压三阴交穴

力度	节奏	时间／分钟
中	中	5

指压手法

三阴交穴是解决女性朋友们脚底发冷的特效穴位，如下图所示，用笔从胫骨后面往前面施力指压即可。

● 爱心小提示

怎样睡个好觉

◎ 睡前饮食要注意：牛奶、面包、饼干类食物有助于睡眠；过饱对睡眠不利；咖啡、可乐、茶等有刺激性的饮料，尤其不利于睡眠。
◎ 营造舒适的睡眠环境：睡前洗澡、床被舒服可帮助迅速入眠且睡得香甜。
◎ 心情要放松：白天的事情不管做完还是没做完，一律放下，待第二天醒来后再去考虑，如果怕忘了，不妨先用纸记下来。

58

头晕目眩

病症概述

回转性眩晕主要症状为天旋地转；诱发性眩晕通常发生在突然将头后仰，或坐着站起时；浮动性眩晕则会使人好像踩在棉花上；动摇性眩晕会让患者如临地震，出现上下动摇的眩晕感。

● 病理病因

头晕目眩是脑神经功能失调的一种表现。如果只是偶然发生，那可能是因熬夜、用脑过度或室内空气太闷，而造成的脑缺氧。但若是一再发生，则要考虑是不是由贫血、低血糖、直立性低血压、高血压、颅内压降低、神经衰弱、午睡不当、鼻炎、贫血、药物副作用等原因引起的了。

● 健康贴士

急性发作的眩晕患者，应静卧、解除精神紧张。忌饮酒、咖啡这类强刺激性的饮品。补充维生素C丰富的水果，如柠檬、葡萄、猕猴桃等。

对症按摩

精确取穴 ▶

① 头部

②

丝竹空穴

人体面部，眉梢外侧凹陷处。

按摩步骤 ▶

≪≪ **1**

按摩部位：**头部**
按摩手法：**抓捏**
按摩时间：**5分钟**
按摩力度：★★★

≪≪ **2**

按摩部位：**丝竹空穴**
按摩手法：**揉法**
按摩时间：**3分钟**
按摩力度：★★

手把手教你做指压

方法一

四指并拢，推拿颈部僵硬的肌肉

力度	节奏	时间/分钟
弱	中	5

指压手法　手指并拢，以指尖左右同时指压颈肌，并以每次下移2厘米的方式进行。

方法二

加强刺激手臂的手三里穴更有效

力度	节奏	时间/分钟
中	中	3

指压手法　抓住手臂前部，然后将拇指放在手三里穴上，立起指尖，以似乎要嵌入肌肉似的方式指压，效果更佳。

方法三

抓住手腕，以拇指指压外关穴

力度	节奏	时间/分钟
中	中	5

指压手法　量出距手腕横纹约2指宽的地方，以拇指压外关穴。立起指尖与皮肤成垂直方向指压穴位，可消除晕眩感。

59

心悸

病症概述

即自觉心跳心悸，时作时息，并有善惊易恐，坐卧不安，甚则不能自主的症状。心俞穴具有调整心脏功能的作用。心悸时可按摩此穴位，让心情平静下来，这样才能以"平常心"去思考判断。

● 病理病因

受焦虑、紧张、情绪激动、精神创伤等因素的影响，中枢神经的兴奋和抑制过程发生了障碍，心血管系统也随之发生紊乱，引起一系列交感神经张力过高，而导致心悸。此外，体力活动太少，稍有活动或少许劳累，身体就无法适应，进而产生过度的心血管反应而导致心悸。

对症按摩

精确取穴 ▶▶

① 脑空穴

枕外隆突上缘外侧，与督脉脑户穴相平处，头正中线旁开2.25寸处。

● 健康贴士

适当参加体育锻炼，如慢跑、散步。常保持乐观的精神，注意调节情绪。生活作息要有规律，忌烟酒、浓茶。

心俞穴

在背部，当第5胸椎棘突下，旁开1.5寸处。②

按摩步骤 ▶▶

◀◀◀ 1

按摩部位：脑空穴
按摩手法：**按揉**
按摩时间：**3分钟**
按摩力度：★★

◀◀◀ 2

按摩部位：心俞穴
按摩手法：指压
按摩时间：5分钟
按摩力度：★★★

手把手教你做指压

方法一

左右拇指交叠，对准心俞穴指压

力度	节奏	时间／分钟
中	中	5

指压手法　　坐在地上双手抱膝。保持这个姿势，指压者的力度才能集中，有助于操作，指压者必须重叠左右拇指，一次按压一侧。

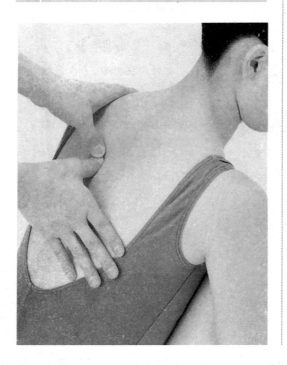

方法二

推拿手臂的粗筋以刺激郄门穴

力度	节奏	时间／分钟
中	中	3

指压手法　　一手扣住另一手前臂，拇指压住穴位，待找到粗筋后，再立起指尖来刺激。

● 爱心小提示

使情绪平静的丹田呼吸法

　　情绪紧张时，呼吸会呈现浅平而急促的状态，这时可改为腹式呼吸法，这样，心情就会在不知不觉中慢慢平稳下来。首先深呼吸，将气慢慢地推到丹田，这样腹部就会慢慢地暖和起来，紧张的情绪也会逐渐恢复平静。

60

心情烦躁

揉揉捏压消百病全书

病症概述

　　心情烦躁大多是由于大脑及身体的自主神经功能失调导致。其实烦躁也是一种病症，是心烦躁动之证。烦为心热、郁烦；躁为躁急、躁动。烦与躁常同时出现，但是一般有先后之别。

● 病理病因

　　若先躁后烦，则称为躁烦。烦躁有虚实寒热之分。在外感热病中，凡不经汗下而烦躁者多汗，汗下后烦躁者多虚。所以当你心情烦躁时，就要赶快动一动身体，尽量伸展身体肌肉。如不想运动的话，可以自行调整呼吸。边采取腹式呼吸边伸直背部肌肉。

对症按摩

● 健康贴士

　　以吹风机吹热巨阙穴及手肘外侧，待自律神经逐渐调整好后，心情便会好转。但指压巨阙穴时要边呼气边进行；而手肘部则以手掌来温热即可。

精确取穴 ▶▶

①

巨阙穴
　　上腹部，前正中线上，当脐中上6寸处。

神门穴
　　位于腕掌横纹尺侧端凹陷处。

②

按摩步骤 ▶▶

◀◀◀ 1

按摩部位：**巨阙穴**
按摩手法：**指压**
按摩时间：**5分钟**
按摩力度：★★★

◀◀◀ 2

按摩部位：**神门穴**
按摩手法：**按揉**
按摩时间：**3分钟**
按摩力度：★★★

手把手教你做指压

方法一 用吹风机慢慢吹热背部的神道穴

力度	节奏	时间/分钟
中	短	5

指压手法	左右摇动吹风机，让热风温热神道穴，待穴位温热后，就要马上将吹风机移开，重复此动作几次即可。

方法二 用手掌温热手肘外侧

力度	节奏	时间/分钟
中	长	5

指压手法	重点是要先温热手掌，然后再用手掌温热手肘外侧数分钟。

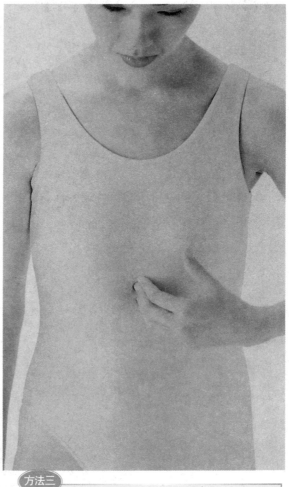

方法三 配合呼吸，刺激剑突下的巨阙穴

力度	节奏	时间/分钟
中	中	5

指压手法	四指并拢指压剑突下的巨阙穴，技巧是身体稍微往前倾，并配合呼吸做指压。

第三章 舒缓压力的指压按摩疗法

61

酒醉、宿醉

病症概述

宿醉是由于过量饮酒导致的醉酒后状态。身体症状包括疲劳、头痛、眩晕、恶心、口渴、胃痛、呕吐、失眠和血压升高或降低。精神症状包括急性焦虑、易怒、过分敏感、抑郁。

● 病理病因

一般醉酒期间的血液酒精浓度越高，随后出现的症状越重。有严重的宿醉，就表示肝脏的负荷量过重。正常人少量饮酒后，肝脏可进行代谢解毒，不至于引起肝损伤。但长期过量饮酒可导致肝细胞和肝功能损害。因此，宿醉时，要按摩有提高肝功能作用的穴位。

● 健康贴士

洗澡时用温水冲淋"肝俞穴"，一边呼气一边冲淋能达到很好的效果。一次过量饮酒，危害不亚于轻型肝炎，经常过量饮酒，会导致肝硬化，所以不要酗酒。

对症按摩

精确取穴 ▶

神阙穴
位于人体的中腹部，脐中央。

❶

❷

期门穴
位于胸部，当乳头直下，第6肋间隙，前正中线旁开4寸。

按摩步骤 ▶

‹‹‹ 1

按摩部位：**神阙穴**
按摩手法：**指压**
按摩时间：**3分钟**
按摩力度：★★★

‹‹‹ 2

按摩部位：**期门穴**
按摩手法：**指压**
按摩时间：**3分钟**
按摩力度：★★★

手把手教你做指压

方法一

指压期门穴能提高肝功能

力度	节奏	时间／分钟
中	中	3

指压手法　指压此穴位的重点是斜斜地从肋骨边缘往上按压，并且配合呼吸进行，由于肝脏位于右边期门穴之下，所以指压到右边时要特别注意。

方法二

以稍强的力度一次一侧来刺激肝俞穴

力度	节奏	时间／分钟
强	中	5

指压手法　双手的拇指交叠，一次一侧地指压肝俞穴。指压时，指压者的手肘要伸直，以体重来按摩，才不会伤到手指。

● 爱心小提示

可以解酒的蔬果

　　酒醉之人宜吃葡萄、西瓜、橙子、白萝卜、绿豆、荸荠等蔬果，有利于解酒并加速酒精排泄。

62

晕车

病症概述

有些人坐上汽车后没多久就觉得头晕，上腹部不舒服，出冷汗，并出现恶心甚至呕吐的症状。当汽车急刹车、急转弯或突然起动时症状更严重，下车后休息片刻症状即可减轻。

● 病理病因

晕车是晕动病的一种，是由于人体内耳前庭平衡感受器受到过度运动刺激，前庭器官产生过量生物电，影响神经中枢而出现的恶心、呕吐、头晕、出冷汗等症候群。平常我们习惯于在地面上行走，而不习惯于乘车时车上的上下颠簸和动摇不定。按摩可以帮助这些容易晕车的人避免出现不适症状。

对症按摩

精确取穴 ▶

● 健康贴士

平时多做转头、弯腰、转身及下蹲等动作，以增强前庭器官的耐受性。乘车时最好闭目养神，尽量限制头部运动，可将头靠在背椅上固定不动，以减少加速和旋转的刺激。

内关穴
位于前臂正中，腕横纹上2寸，在桡侧腕屈肌腱与掌长肌腱之间。

合谷穴
手背第1、2掌骨间，第2掌骨桡侧的中点处即是。

按摩步骤 ▶

<<< 1

按摩部位：**内关穴**
按摩手法：**指压**
按摩时间：**5分钟**
按摩力度：★★★

<<< 2

按摩部位：**合谷穴**
按摩手法：**指压**
按摩时间：**3分钟**
按摩力度：★★★

手把手教你做指压

方法一

用手指抓捏拇指根部的合谷穴

力度	节奏	时间／分钟
中	中	3

指压手法　将拇指按压于合谷穴，其他四指扶住手背，朝食指方向施力，如果用稍强的力量（让指甲痕迹留在皮肤上）指压的话，可以有效抑制想呕吐的感觉。

方法二

手掌侧的内关穴可用拇指或高尔夫球来刺激

力度	节奏	时间／分钟
中	中	5

指压手法　晕车时，手指与手腕平行，测量出约2指宽的地方，拇指稍微立起指压此处，或用高尔夫球等圆形的物品按摩亦可。

● 爱心小提示

预防晕车小妙招

◎ 乘车前喝1杯加醋的温开水，可以防止途中晕车。

◎ 取新鲜姜片，或鲜土豆片，用膏药贴在肚脐处，对晕车有一定的预防作用。

◎ 经常晕车的人，乘车前可食用一些酸辣开胃的食物，不要吃甜食或油腻的食物，也不要空腹或吃得过饱。

63

腹胀

病症概述

腹胀是一种常见的消化系统疾病症状。可以是一种主观上的感觉，患者感到腹部的一部分或全腹部胀满；也可以是一种客观上的检查所见，可发现患者腹部一部分或全腹部膨隆。

● 病理病因

食糜在肠道里停留时间过长，在细菌的作用下，就可以引起食糜发酵，产生大量的气体，引起腹胀；肠壁血液循环发生障碍，影响肠腔内气体吸收，也会引起腹胀；肠蠕动功能减弱或消失，肠腔内的气体就无法排出体外，从而引起腹胀。

对症按摩

精确取穴 ▶

● 健康贴士

不食不易消化的食物，如炒豆等。不要进食太快或边走边吃。不要在不良情绪时进食，因为不良情绪能使消化功能减弱，造成胃气增多而加剧腹胀。

❶ 大横穴
人体腹部，距脐中左右4寸处。

❷ 气海穴
位于前正中线上，脐下1.5寸处。

按摩步骤 ▶

<<< **1**

按摩部位：**大横穴**
按摩手法：**指压**
按摩时间：**5分钟**
按摩力度：★★

<<< **2**

按摩部位：**气海穴**
按摩手法：**指压**
按摩时间：**5分钟**
按摩力度：★★

手把手教你做指压

方法二

以指压左侧的腹结穴为主，可刺激肠胃蠕动

力度	节奏	时间／分钟
中	长	3

指压手法　能使大肠活动力旺盛的是左侧的腹结穴。首先将四根手指并拢，以四指指尖指压左右两侧的穴位，尤其是左侧的腹结穴更要仔细地指压。

方法一

以下压的方式按压关元穴能刺激直肠蠕动

力度	节奏	时间／分钟
中	长	5

指压手法　左右手指并拢放在穴位上，为了能有效刺激直肠蠕动，应配合呼气，往斜下方指压，这样才能让腹内胀气行走到肛门附近。

方法三

以顺时针方向按摩腹部

力度	节奏	时间／分钟
轻	长	3

指压手法　顺着食物在大肠内运行的方向，或以顺时针方向指压，如此就能顺利地排气。

64

65 食欲不振

病症概述　"食欲"是一种想要进食的生理需求。如果这种需求低落、甚至消失，即称为"食欲不振"。简单地说，食欲不振就是没有想吃东西的欲望。

● 病理病因

经常疲劳或精神紧张，可能导致暂时性食欲不振；过食、过饮、运动量不足、慢性便秘，也都是引起食欲不振的因素； 女性在怀孕初期，或由于口服避孕药的副作用，也会导致食欲不振； 慢性胃炎、胃痉挛、胃癌，都有可能出现食欲不振；肝病的初期症状也会伴有长期食欲不振。

对症按摩

精确取穴 ▶

❶ 中脘穴
　　前正中线上，脐中上4寸处。

❷ 足三里穴
　　外膝眼下3寸，胫骨前嵴外1横指处。

● 健康贴士

饮食要定时定量。饮食定时可以使肠的消化液分泌及蠕动等形成规律，摄入的食物得到完全消化，可以防止产生食欲不振。三餐外不要随意吃大量零食，两餐之间随意吃糖果、糕点等零食会造成消化液分泌紊乱，食欲便渐渐减退。

按摩步骤 ▶

<<< 1
按摩部位：**中脘穴**
按摩手法：**指压**
按摩时间：**3分钟**
按摩力度：★★

<<< 2
按摩部位：**足三里穴**
按摩手法：**指压**
按摩时间：**5分钟**
按摩力度：★★★★★

揉揉捏压消百病全书

口臭

病症概述

　　口臭是因身体功能失调导致口气发臭的一种病症。表现为呼气时有明显臭味，刷牙、漱口或嚼口香糖都无法掩盖。口臭多是某些口腔、鼻部和全身性疾病的一个症状。

● 病理病因

　　口臭分为单纯性口臭和继发性口臭。单纯性口臭多由口腔不洁或不良生活习惯引起。长期不注意口腔卫生和保健，导致牙石、牙垢在牙齿表面大量堆积，使牙龈充血发炎，进食时导致牙龈出血，就会引起口臭。 引起继发性口臭的原因很复杂，而消化道疾病是主要原因。

对症按摩

精确取穴 ▶

● 健康贴士

　　饭后漱口，特别是注意剔除残留在牙缝中的肉屑。吃饭不宜过饱，空腹时间不宜过长。就餐前做十余次深呼吸。两餐之间吃些水果有助于避免或减轻口臭。

① 地仓穴
　　位于人体面部，口角外侧，上直对瞳孔。

② 天突穴
　　颈部，当前正中线上，两锁骨中间，胸骨上窝中央。

按摩步骤 ▶

<<< 1

按摩部位：**地仓穴**
按摩手法：**按法**
按摩时间：**3分钟**
按摩力度：**★★**

<<< 2

按摩部位：**天突穴**
按摩手法：**点按**
按摩时间：**5分钟**
按摩力度：**★★★**

本章看点

- 慢性胃炎
  常按膻中、中脘、上巨虚、足三里等穴，可辅助治疗慢性胃炎

- 咽喉炎
  常按天突、云门、中府、曲池等穴，可辅助治疗咽喉炎

- 慢性腰肌劳损
  常按气海、肾俞、志室、秩边等穴，可辅助治疗慢性腰肌劳损

- 慢性腹泻
  常按三阴交、下巨虚、胃俞、大肠俞等穴，可辅助治疗慢性腹泻

- 慢性支气管炎
  常按膻中、中府、尺泽、魄户等穴，可辅助治疗慢性支气管炎

- 关节炎
  常按颈肩、合谷、外关、曲池等穴，可辅助治疗关节炎

- 颈椎病
  常按天柱穴及颈肩部可辅助治疗颈椎病

- 慢性腰肌痛
  常按腰眼、环跳等穴位，可辅助治疗慢性腰肌痛

第四章
慢性病的指压按摩

　　"慢性病"不是特指某种疾病，而是对一类疾病的统称，这类疾病病因复杂，发病比较隐匿，病程长而且迁延不愈。本章所涉及的慢性病有慢性胃炎、咽喉炎、慢性腰肌劳损、慢性腹泻、慢性支气管炎、慢性腰肌痛等。慢性病的治愈不是一朝一夕可以实现的，按摩更是要持之以恒，才能收到良好的效果。

慢性胃炎

病症概述

慢性胃炎是指不同病因引起的各种慢性胃黏膜炎性病变，是一种常见病，属中医学"胃脘痛""痞满""吞酸""嘈杂""纳呆"等范畴。临床上通常表现为以下几个症状：上腹部胀闷疼痛、嗳气频繁、泛酸、食欲减退、消瘦、腹泻等。

● 病理病因

慢性胃炎是由于长期受到损伤性刺激、反复损伤、饮食无规律、情绪不佳等因素影响而引起的一种胃黏膜发作性病变。急性胃炎、刺激性食物和药物、十二指肠消化液的反流等都可能导致慢性胃炎。中医认为，慢性胃炎多因长期情志不遂、饮食失调、劳逸失常，导致肝气郁结，脾失健运，胃脘失和，胃气升降失常，胃络失养，日久中气亏虚而发。

食疗保健

生姜米醋炖木瓜 ➤ 生姜5克，木瓜100克，米醋少许。木瓜洗净切块，生姜洗净切片，一同放入砂锅，加米醋和水，用小火炖至木瓜熟即可。吃木瓜喝汤，可随意享用。

韭菜籽炖猪肚 ➤ 韭菜籽9克，猪肚1个，盐少许。猪肚洗净，将韭菜籽放入猪肚内。猪肚放入碗中，加盐，蒸到烂熟即可。可佐餐食用。

党参黄鳝汤 ➤ 黄鳝200克，党参20克，红枣10克，佛手5克，盐少许。把除盐之外的材料加适量清水，以武火煮沸后，转文火煮1小时，加盐调味即可。饮汤食肉，可佐餐用。

● 健康贴士

1. 避免食用坚硬、粗糙、纤维过多和不易消化的食物，亦需避免食用过酸、过辣、过咸、过热以及香味过浓的食物。

2. 饭菜要软烂，含纤维多的食物不宜吃太多，可粗粮细做。

3. 烹调方法尽量选用蒸、煮、炖、烩等，少用煎、炸等方法。

4. 少量多餐，每日可安排4餐或5餐。

5. 养成低盐饮食习惯，进食时应细嚼慢咽，和唾液充分混合。

对症按摩

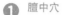

精确取穴 ▶

① 膻中穴
位于胸部,当前正中线上,平第4肋间隙,两乳头连线的中点。

② 中脘穴
前正中线上,脐中上4寸。

③ 上巨虚穴
小腿前外侧,当犊鼻穴下6寸,或足三里穴下3寸。

④ 足三里穴
外膝眼下3寸,胫骨前嵴外1横指处。

按摩步骤 ▶

◀◀◀ ①

按摩部位: **膻中穴**
按摩手法: **按揉**
按摩时间: **3分钟**
按摩力度: ★★★

◀◀◀ ②

按摩部位: **中脘穴**
按摩手法: **点压**
按摩时间: **3分钟**
按摩力度: ★★★

◀◀◀ ③

按摩部位: **上巨虚穴**
按摩手法: **指压**
按摩时间: **1分钟**
按摩力度: ★★★

◀◀◀ ④

按摩部位: **足三里穴**
按摩手法: **按揉**
按摩时间: **1分钟**
按摩力度: ★★★

67

咽喉炎

病症概述

咽喉炎是耳鼻喉科一种常见疾病，是咽部黏膜和淋巴组织的炎性病变。临床主要以吞咽障碍、流涎、咽部触压敏感及咽腔潮红、肿胀为特质。症状表现为咽痛、咽痒、吞咽困难、发热等。慢性咽喉炎患者患部潮红，呈慢性充血，咽部不适，似常有痰而又不易咳出。声音嘶哑，常以晨起为重，声粗甚则失音。

● 病理病因

慢性咽喉炎大部分由急性咽喉炎疏于治疗而转成。咽喉炎常由受凉、劳累等诱发，因细菌、病毒侵犯咽喉部的黏膜而引起。长期吸烟、饮酒、食用辛辣刺激及油煎炸类食物也容易引起咽喉炎。鼻炎、支气管炎、鼻窦炎、牙龈炎等疾病治疗不当都可能造成慢性咽喉炎。贫血、便秘、下呼吸道慢性炎症、心血管疾病等也可继发本病。

食疗保健

| 糖拌海带丝 ▶ | 海带300克，白糖适量。将海带洗净，切丝，用沸水烫一下捞出，加适量白糖腌3日，可佐餐食用。 |

| 橄榄茶 ▶ | 橄榄2颗，绿茶1克。先将橄榄连核切成两半，与绿茶一起放入杯中，冲入开水加盖闷5分钟后饮用。 |

| 蜂蜜鲜藕汁 ▶ | 鲜莲藕、蜂蜜各适量。将鲜莲藕榨汁100毫升，加蜂蜜调匀饮服，每日1次，连服数日。 |

● 健康贴士

1. 常用冷盐水漱口，必要时用抗生素。

2. 平时应注意防止受凉，饮食宜清淡，注意声带休息。

3. 平时多饮淡盐开水，多吃易消化的食物，保持大便通畅。

4. 避免烟、酒、辛辣、过冷、过烫及带有腥味的刺激性饮食。

5. 蜂蜜、西红柿、杨桃、柠檬、青果、海带、白萝卜、芝麻、梨、白茅根、甘蔗等润养肺肾阴液的食品，可适量选食。

对症按摩

精确取穴 ▶

1 天突穴
胸骨上窝中央。

2 云门穴
胸前壁外上方，肩胛骨喙突上方，锁骨下窝凹陷处。

3 中府穴
胸前壁的外上方，云门穴下1寸，前正中线旁开6寸，平第1肋间隙处。

4 曲池穴
屈肘成直角，在肘横纹外侧端与肱骨外上髁连线的中点处。

按摩步骤 ▶

◀◀◀ 1

按摩部位：**天突穴**
按摩手法：**按揉**
按摩时间：**2分钟**
按摩力度：**★★**

◀◀◀ 2

按摩部位：**云门穴**
按摩手法：**按揉**
按摩时间：**2分钟**
按摩力度：**★★★**

◀◀◀ 3

按摩部位：**中府穴**
按摩手法：**按揉**
按摩时间：**1分钟**
按摩力度：**★★★**

◀◀◀ 4

按摩部位：**曲池穴**
按摩手法：**按揉**
按摩时间：**1分钟**
按摩力度：**★★★★**

第四章 慢性病的指压按摩

68

手把手教你做指压

水突穴
位于喉结的斜下方，胸锁乳突肌中央部位往颈前移3厘米左右的地方，约在喉结的边缘。

方法一

夹住喉结的水突穴做指压

力度	节奏	时间／分钟
中	中	3

指压手法

拇指及食指夹住喉结做指压，像是要揉入骨头深处似的，如此即可消除咽喉附近肌肉的僵硬感而使咽喉感到舒畅，但要注意控制力度的强弱，以避免不适发生。

方法二

使胸锁乳突肌变得柔软

力度	节奏	时间／分钟
中	中	5

指压手法

当咽喉肿痛的时候，大部分是由于往锁骨延伸的胸锁乳突肌产生僵硬之故，但只要用拇指仔细推拿，自然会舒适不少。

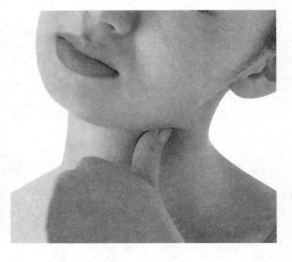

● 爱心小提示

咽喉肿痛怎么办

感冒刚开始时，通常伴有咽喉肿痛的症状。此时如能尽早刺激穴位的话，咽喉红肿会减轻不少，而感冒也不会太过严重。喉咙疼痛而导致发炎时，咽喉两侧的肌肉就会紧紧地附着在喉结上。所以，在你用手指推揉喉结，让肌肉得到舒展的同时，疼痛感及肿胀也就会缓解不少。

68

慢性腰肌劳损

病症概述

慢性腰肌劳损或称"腰背肌筋膜炎""功能性腰痛"等。主要指腰骶部肌肉、筋膜、韧带等软组织的慢性损伤，导致局部无菌性炎症，从而引起腰骶部一侧或两侧的弥漫性疼痛，是慢性腰腿痛中常见的疾病之一，常与职业和工作环境有一定关系。

● 病理病因

慢性腰肌劳损是一种积累性损伤，腰部肌肉疲劳过度，肌肉、筋膜及韧带持续牵拉，使肌肉内的压力增加，血供受阻，这样肌纤维在收缩时消耗的能源得不到补充，产生大量乳酸，再加上代谢产物得不到及时清除，积聚过多，而引起炎症、粘连，日久便引起慢性腰痛。急性腰肌损伤治疗不及时或不彻底，损伤组织没有得到充分修复，慢慢也会形成慢性腰痛。

食疗保健

腰子茴香黑豆汤 ▶ 猪腰或羊腰1对，黑豆100克，茴香3克，生姜9克。上述材料一起煮熟，吃腰子和黑豆，喝汤。

猪腰煲杜仲 ▶ 杜仲30克，猪腰1个，盐适量。微火小炒杜仲，洒上盐水炒至微黄，然后与洗干净的猪腰一起放进瓦锅内，加入4碗水，大火煲沸后，小火煲1个半小时，调入适量盐便可。

莲藕红枣猪脊髓骨汤 ▶ 莲藕250克，猪脊髓骨500克，红枣5颗，生姜2片，盐适量。莲藕洗净去节，红枣去核浸泡，猪脊髓打碎。一起放进瓦锅内加水煲沸后，用小火煲2.5小时，调入盐即可。

● 健康贴士

1. 对腰部的急性损伤，应做到彻底治愈，否则急性损伤会转为慢性。

2. 患者尽可能避免站立位负重工作。

3. 患者在劳动中要注意尽可能变换姿势，纠正习惯性不良姿势。晚上宜睡木板床，白天可以宽皮带束腰。

4. 注意局部保暖，节制房事。在按摩的同时可采用牵引及其他治疗方式，如热敷、熏洗等。

第四章 慢性病的指压按摩

对症按摩

精确取穴 ▶

1 气海穴
　　位于前正中线上，脐下1.5寸。

2 肾俞穴
　　背部，第2腰椎棘突下，旁开1.5寸处。

3 志室穴
　　腰部，当第2腰椎棘突下，旁开3寸。

4 秩边穴
　　臀部，平第4骶后孔，骶正中嵴旁开3寸处。

按摩步骤 ▶

◀◀◀ **1**

按摩部位：**气海穴**
按摩手法：**按揉**
按摩时间：**2分钟**
按摩力度：★★

◀◀◀ **2**

按摩部位：**肾俞穴**
按摩手法：**点按**
按摩时间：**2分钟**
按摩力度：★★

◀◀◀ **3**

按摩部位：**志室穴**
按摩手法：**点按**
按摩时间：**1分钟**
按摩力度：★★★★

◀◀◀ **4**

按摩部位：**秩边穴**
按摩手法：**点按**
按摩时间：**1分钟**
按摩力度：★★★★

揉揉捏压消百病全书

手把手教你做指压

方法一

以梳齿较硬的发梳敲打或刮拭肝俞穴

力度	节奏	时间／分钟
中	短	3

指压手法

当你要自己进行背部指压时，由于手不好施力，可以使用梳齿较硬的梳子敲打或刮拭穴位，对缓解腰肌劳损的疼痛，相当有效。

方法二

用吹风机对着背部的膈俞穴，进行温热刺激

力度	节奏	时间／分钟
强	长	5

指压手法

用吹风机的热风正对着膈俞穴左右吹动，因为是沿着脊椎两侧的肌肉进行刺激的，所以连肝俞穴也可同时得到温热。

69

慢性腹泻

揉揉捏压消百病全书

病症概述

慢性腹泻表现为大便次数增多，甚至带有黏冻、脓血，持续2个月以上。小肠病变引起的腹泻是脐周不适，并于餐后或便前加剧，大便量多，色浅；结肠病变引起的腹泻是腹部两侧或下腹不适，便后缓解，排便次数多且急，粪便量少，常含有血及黏液。

● 病理病因

根据病理生理学可分为高渗性腹泻、吸收障碍性腹泻、分泌性腹泻、运动性腹泻。慢性细菌性疾病、肠结核、血吸虫病、溃疡性结肠炎、放射性肠炎、缺血性结肠炎、肿瘤、小肠吸收不良、消化不良、肠蠕动紊乱等都可能导致慢性腹泻；中医认为腹泻多由湿热内蕴，或寒邪内犯致脾胃受损，或者情志不调，命门火衰伤及肠胃而导致。

食疗保健

| 芡实粥 | ▶ | 芡实粉5克，粳米50克，白糖适量。将粳米加水煮熟，加入芡实粉烧煮片刻，用白糖调味，即可食用。 |

| 栗子粥 | ▶ | 栗子15个，粳米60克。在栗子和粳米中加入适量清水，用小火煮成粥即可。栗子也可以用栗子粉代替。 |

| 山药羊肉粥 | ▶ | 把250克羊肉和300克鲜山药加水一同煮烂，再加适量清水，放入250克糯米煮成粥。每日早晚各温服1次。 |

● 健康贴士

1. 发病初期，饮食应以能保证营养而又不加重胃肠道病变部位的损伤为原则，一般宜选择清淡流质饮食，如浓米汤、淡果汁和面汤等。

2. 缓解期排便次数减少后，可进食少油的肉汤、牛奶、豆浆、蛋花汤、蔬菜汁等流质饮食。以后逐渐进食清淡、少油、少渣的半流质饮食。

3. 恢复期腹泻完全停止时，食物应以细、软、烂、少渣、易消化为宜。每天都应吃些维生素C含量丰富的食物。

对症按摩

精确取穴 ▶

1 三阴交穴
　　小腿内侧，足内踝尖上3寸，胫骨内侧缘后方。

2 下巨虚穴
　　位于上巨虚穴下3寸处。

3 胃俞穴
　　背部，当第12胸椎棘突下，旁开1.5寸。

4 大肠俞穴
　　在腰部，当第4腰椎棘突下，旁开1.5寸。

 按摩步骤 ▶

◀◀◀ 1

按摩部位：**三阴交穴**
按摩手法：**点按**
按摩时间：**1分钟**
按摩力度：★★

◀◀◀ 2

按摩部位：**下巨虚穴**
按摩手法：**点按**
按摩时间：**1分钟**
按摩力度：★★★

◀◀◀ 3

按摩部位：**胃俞穴**
按摩手法：**点按**
按摩时间：**1分钟**
按摩力度：★★★

◀◀◀ 4

按摩部位：**大肠俞穴**
按摩手法：**点按**
按摩时间：**1分钟**
按摩力度：★★★★

第四章 慢性病的指压按摩

70

手把手教你做指压

刺激温溜穴时，手掌及手肘会有刺痛感

力度	节奏	时间／分钟
轻	中	3

指压手法　　手掌向上，手肘略为弯曲，指压者的手轻轻托住弯曲的前臂，将拇指正对着温溜穴做指压。

方法二

握紧拳头并屈膝来刺激穴位

力度	节奏	时间／分钟
强	长	5

指压手法　　仰卧，拳头置于大肠俞穴处，以体重的力量来刺激穴位，如果你想要较强的刺激时，可握紧拳头并屈膝来按压穴位。

● 爱心小提示

预防腹泻

◎ 睡觉时要盖好被子，注意保暖。
◎ 注意饮食卫生，饭菜除了要洗干净，还要煮熟。
◎ 吃瓜果前，一定要清洗干净，能去皮吃的尽量去皮吃。

揉揉捏压消百病全书

慢性支气管炎

病症概述

患者常在寒冷季节发病，出现咳嗽、咯痰，痰呈白色黏液泡沫状，黏稠不易咳出。偶有痰中带血。慢性支气管炎反复发作后，终年咳嗽，咳痰不停，冬秋季节加剧。常有哮喘样发作，气急不能平卧，并发肺气肿时，呼吸困难逐渐增剧。

● 病理病因

慢性支气管炎是由于感染或非感染因素引起气管、支气管黏膜及其周围组织的慢性非特异性炎症。其特点是支气管腺体增生、黏液分泌增多。化学气体如氯、氧化氮、二氧化硫等烟雾刺激支气管黏膜，使肺的清除功能遭受损害，会导致慢性支气管炎；吸烟和呼吸道感染为慢性支气管炎主要的发病因素；过敏因素与慢性支气管炎的发病有一定关系。

食疗保健

无花果糖水 ▶▶ 无花果30克，枸杞子少许，冰糖适量。将无花果、枸杞子洗净。无花果与枸杞子加水一起放入砂锅内，再加入冰糖煮沸即可。

川贝梨饮 ▶▶ 川贝母10克，梨1个，冰糖适量。将川贝母冲洗净；梨去皮、核，切成块。川贝母、梨下入锅中，加适量的水和冰糖，煮开后再煲10分钟即可。

急支宁 ▶▶ 蜂蜜100毫升，大白萝卜1个。将大白萝卜洗净，挖空中心，倒入蜂蜜。将萝卜置大碗内，隔水蒸熟服用。每日2次。

● 健康贴士

1. 此症的饮食原则是适时补充必要的蛋白质，如鸡蛋、鸡肉、猪瘦肉、牛奶、动物肝脏、鱼类、豆制品等。

2. 寒冷季节应补充一些含热量高的温性肉类食品，以增强御寒能力，可适量进食羊肉、狗肉等。

3. 经常进食新鲜蔬菜瓜果，以确保身体对维生素C的需要。含维生素A的食物亦是不可少的，有保护呼吸道黏膜的作用。

第四章 慢性病的指压按摩

189

对症按摩

1 膻中穴
　　在前正中线上，两乳头连线之中点。

2 中府穴
　　胸前壁的外上方，云门穴下1寸，前正中线旁开6寸，平第1肋间隙处。

3 尺泽穴
　　肘横纹中，肱二头肌腱桡侧凹陷处即是。

4 魄户穴
　　位于第3胸椎棘突下，旁开3寸处。

按摩步骤 ▶

揉揉捏压消百病全书

‹‹‹ 1

按摩部位：**膻中穴**
按摩手法：**按揉**
按摩时间：**3分钟**
按摩力度：★★

‹‹‹ 2

按摩部位：**中府穴**
按摩手法：**按揉**
按摩时间：**5分钟**
按摩力度：★★★

‹‹‹ 3

按摩部位：**尺泽穴**
按摩手法：**指压**
按摩时间：**1分钟**
按摩力度：★★★

‹‹‹ 4

按摩部位：**魄户穴**
按摩手法：**按揉**
按摩时间：**2分钟**
按摩力度：★★

71

关节炎

关节炎是指由炎症、感染、创伤或其他因素引起的关节炎性病变，属风湿疾病。主要表现为关节肿、痛、畸形及不同程度的功能障碍。早期病变侵害关节滑膜，晚期关节软骨及骨质均可能发生变化甚至被破坏。

● 病理病因

类风湿性关节炎多见于青壮年，关节表现出红、肿、痛及活动不便。痛风性关节炎以脚部第1趾突然红肿、疼痛为主要症状。关节过度疲劳和膳食不均衡会导致酸性体质，软骨浸泡在酸性体液中就会降解。损失的软骨成分导致骨骼末端变得不平滑并形成骨质增生。由此引起的炎症会限制关节的运动。酸性体质还会造成大量的钙流失，钙在软组织中堆积，会引起肌肉疼痛。

食疗保健

桑枝鸡汤 ▶ 桑枝60克，老母鸡1只，盐少许。将桑枝切成小段；鸡宰杀，洗净，斩切。桑枝与鸡加水共煮至肉熟汤浓，加盐调味即可。此方可祛风湿、通经络、补气血。

巴戟天炖羊肉 ▶ 羊肉250克，巴戟天50克，当归20克，生姜4片，盐适量。羊肉切块后放入开水中泡去膻味。所有材料放入炖盅加适量开水，隔水炖3个小时，加盐调味食用。

川乌生姜粥 ▶ 川乌5克，粳米50克，生姜少许，蜂蜜适量。粳米加水煮粥，粥快成时加入川乌，改用小火慢煎，加入生姜，待冷后加蜂蜜搅拌即可。

● 健康贴士

1. 调节自身饮食结构，避免酸性物质摄入过量，加剧酸性体质。多吃富含植物有机活性碱的食品，少吃肉类，多吃蔬菜。

2. 保持良好的心情，压力过重会导致酸性物质的沉积，影响代谢功能的正常进行。适当地调节心情和自身压力可以保持弱碱性体质，从而预防关节炎的发生。

3. 补充关节软骨成分。人体关节软骨在20岁过后将不再生长，并会逐年磨损。补充纯天然鲨鱼软骨粉对恢复关节功能有重要作用。

对症按摩

精确取穴 ▶

❶ 颈肩部

❷ 合谷穴
手背第1、2掌骨间，第2掌骨桡侧的中点处。

❸ 外关穴
前臂背侧，腕背横纹上2寸，尺骨与桡骨之间。

❹ 曲池穴
屈肘呈直角，在肘横纹外侧端与肱骨外上髁连线的中点处。

按摩步骤 ▶

❮❮❮ 1

按摩部位：**颈肩**
按摩手法：**拿捏**
按摩时间：**5分钟**
按摩力度：★★★

❮❮❮ 2

按摩部位：**合谷穴**
按摩手法：**点按**
按摩时间：**1分钟**
按摩力度：★★★

❮❮❮ 3

按摩部位：**外关穴**
按摩手法：**点按**
按摩时间：**1分钟**
按摩力度：★★★

❮❮❮ 4

按摩部位：**曲池穴**
按摩手法：**点按**
按摩时间：**2分钟**
按摩力度：★★★★

揉揉捏压消百病全书

手把手教你做指压

方法一

用拇指按压支沟穴来治疗肘腕关节的炎症

力度	节奏	时间／分钟
强	中	5

指压手法	指压支沟穴能有效治疗肘腕关节的炎症，此时稍微立起拇指指尖，施以较强的力度刺激即可达到疗效。最重要的是这个手法可松弛关节之间紧绷的肌肉。

方法二

按压偏历穴来治疗腕关节的疼痛

力度	节奏	时间／分钟
中	长	5

指压手法	疼痛的一手横放，另一手托住该手臂，拇指对准偏历穴，以稍强的力度指压为佳。

方法三

使前臂活动自如的内关穴

力度	节奏	时间／分钟
中	中	5

指压手法	刺激此穴位可改善肘臂关节疼痛的症状。用拇指指腹仔细揉推疼痛的肌腱，待肌腱松弛时，疼痛的症状也就会得以缓解了。

72

(73) 颈椎病

病症概述　颈椎病又称"颈椎综合征"，主要症状是头、颈、肩、背、手臂酸痛，颈部僵硬，活动受限。肩背部沉重，上肢无力，手指发麻，手握物无力，可能伴有眩晕或心悸。

● 病理病因

　　颈椎病通常是由于神经根受到刺激和压迫而引发的疾病。从中医上讲，属于颈部"伤筋"，主要是由积劳成伤，气血阻滞，损伤肝肾，使经脉失养，筋骨失利而导致的。长期低头工作，姿势不当或者急速冲撞所造成的颈部受伤等急、慢性损伤，颈椎退行性改变和慢性劳损，这些都是引起颈椎病的主要因素。

对症按摩

精确取穴 ▶

① 天柱穴
　　斜方肌外缘的后发际凹陷中，后发际正中直上0.5寸（即哑门穴），旁开1.3寸处。

② 颈肩部

● 健康贴士

　　不要在颈部过于劳累的状态下工作、看书、上网等。纠正不适当的睡姿，调整为合理的睡眠姿势，选用高低合适的枕头。防止颈部外受风寒，积极治疗颈部疾病。

按摩步骤 ▶

<<< 1

按摩部位：**天柱穴**
按摩手法：**点按**
按摩时间：**5分钟**
按摩力度：★★★

<<< 2

按摩部位：**颈肩部**
按摩手法：**掌擦**
按摩时间：**3分钟**
按摩力度：★★★

揉揉捏压消百病全书

手把手教你做指压

方法一

食指稍微立起，以往前方拉的方式指压曲垣穴

力度	节奏	时间/分钟
强	长	5

指压手法

如左图所示，以食指或中指指尖压住曲垣穴，用指压的手臂以往前方拉的方法指压。此时，若能将手指稍微立起，则指压效果会更佳。

方法二

以略斜的方向按压肩井穴，效果奇佳

力度	节奏	时间/分钟
强	长	5

指压手法

肩井穴比曲垣穴更易按摩，按摩此穴位会让你的颈肩部舒服不少。食指及中指要并拢，指压方向是略朝向脊椎，也就是朝曲垣穴的方向来按压，而指压后产生的刺痛感会让你觉得颈肩部的不适已缓解不少。

● 爱心小提示

如何预防颈椎病

◎ 每天做几次肩膀和颈部的活动，或者伸个懒腰，对预防颈椎病有很好的效果。

◎ 经常在电脑前工作，要调整显示屏，尽量保持与视线平行。

◎ 颈肩部酸痛时，可以热敷颈肩部或用暖水喷射酸痛的部位。

73

病症概述

症状多为酸痛，时轻时重，反复发作。劳累时、外感风寒或晨起时加重，长时间固定某一姿势可加重，弯腰稍久疼痛也会加重。腰椎活动功能一般不受限，有的患者一侧或两侧骶棘肌触之发硬。

● 病理病因

慢性腰肌酸痛又称"劳累性腰痛""功能性腰痛""腰肌酸痛"等。一般由腰部急性损伤、腰肌慢性积累性损伤以及腰部感受风寒湿邪等引起。也可能由于脊椎关节及其周围软组织的疾患所引起。还可由脊髓和脊神经的疾患所引起，如脊髓肿瘤、脊髓炎等。

对症按摩

精确取穴 ▶

❶ **腰眼穴**
第4腰椎棘突下，旁开约3.5寸的凹陷中。

❷ **环跳穴**
侧卧屈股，股骨大转子最高点与骶管裂孔连线的外1/3与内2/3的交点处。

● 健康贴士

每次按摩20分钟，每日1次，10次为1个疗程。正确的站立姿势是抬头平视、收腹挺胸。注意下半身的保暖。患有腰肌痛的人，最好不要穿过高的高跟鞋。

按摩步骤 ▶

‹‹‹ **1**

按摩部位：**腰眼穴**
按摩手法：**点按**
按摩时间：**3分钟**
按摩力度：★★★★

‹‹‹ **2**

按摩部位：**环跳穴**
按摩手法：**点按**
按摩时间：**3分钟**
按摩力度：★★★★★

手把手教你做指压

方法一

按摩腰部肌肉时，将手肘放在腰部的大肠俞穴上

力度	节奏	时间／分钟
强	长	5

指压手法　　患者俯卧，指压者将手肘放在大肠俞穴位上以体重的力量来指压。最后再往臀部方向按摩，使深处肌肉也能得到放松。

方法二

将体重加在拇指上，用稍强的力度来指压肾俞穴

力度	节奏	时间／分钟
强	长	5

指压手法　　两手的拇指放在肾俞穴之上，将身体的重量移至拇指来做指压；而自己做穴位指压时，如右下图所示，将双手拳头放在肾俞穴上，身体往后仰，以上半身的重量来刺激穴位。

74

本章看点

- **咳嗽**

  常按水突、缺盆、屋翳、神堂等穴，可辅助治疗咳嗽

- **胃痛**

  常按中脘、内关、足三里、梁丘等穴，可辅助治疗胃痛

- **呃逆**

  常按天突、缺盆、脾俞、膈俞等穴，可辅助治疗呃逆

- **结肠炎**

  常按气海、神阙、天枢、肝俞等穴，可辅助治疗结肠炎

- **胃下垂**

  常按足三里、三焦俞、胃俞、脾俞等穴，可辅助治疗胃下垂

- **便秘**

  常按中脘、大横、命门、小肠俞等穴，可辅助治疗便秘

- **胃肠胀气**

  常按神阙、内关、上巨虚、足三里等穴，可辅助治疗胃肠胀气

- **哮喘**

  常按魄户、天溪、中府、内关等穴，可辅助治疗哮喘

  ……

第五章
内科疾病的指压按摩

　　内科疾病是一个大类，其中又可以分为呼吸内科、心血管内科、消化内科、肾内科、神经内科等等。本章涉及的内科疾病，每个病症重点介绍4个穴位或2个穴位的指压按摩疗法。例如，胃肠胀气的治疗就是先用较轻的力度按摩神阙穴2分钟，然后用适中的力度按揉内关穴1分钟，最后用较大的力度分别按揉足三里穴、上巨虚穴各1分钟。

咳嗽

咳嗽是肺系疾病的主要症候之一。有声无痰为咳，有痰无声为嗽，痰与声多并见，难以分得清楚，所以一般并称为咳嗽。干咳、喉咙发痒、咽喉干痛是风燥伤肺；咳痰不利，痰液黏稠发黄伴有流鼻涕和口渴则是风热犯肺。

● 病理病因

外感咳嗽是由于风寒或风热外侵，肺失宣降，肺气上逆而致，一般外感咳嗽比较多发，咳声比较重，而且发病比较急，病程比较短。内伤咳嗽是因为饮食不节，脾失健运，痰液内生，上壅于肺，壅遏肺气，或者是由于肝火旺盛，肝火循经犯肺而引发，内伤咳嗽发病较为缓慢，病程较长，患者通常伴有体虚等病症。

食疗保健

| 川贝蜜糖饮 ▶ | 川贝母12克，蜜糖约30克。将川贝母打碎，与蜜糖同置炖盅内，隔水炖煮。本方适用于肺燥咳嗽。 |

| 杏仁萝卜饮 ▶ | 苦杏仁10克，白萝卜100克，生姜3片，白糖适量。苦杏仁打碎后与白萝卜、生姜一并入锅加水400毫升，以小火煎至100毫升，可加少量白糖调味。本方适用于外感风寒的咳嗽。 |

| 黄梨糖饮 ▶ | 黄梨适量，饴糖若干。将黄梨去核，捣汁，与饴糖合并煎膏，每服2汤匙，每天3次。本方适用于肺燥咳嗽。 |

◉ 健康贴士

1. 首先应注意气温变化，提前做好防寒保暖工作，避免受凉引起咳嗽。适当参加体育锻炼，增强体质，提高抗病能力。

2. 咳嗽期间，饮食方面不宜进食甘肥、辛辣及过咸之品，最好戒烟酒。过敏性咳嗽的患者不宜喝碳酸饮料，以免咳嗽发作。

3. 多食新鲜蔬菜，适当吃豆制品及猪瘦肉、禽、蛋类食品，烹饪以蒸、煮为主，适量进食新鲜水果。忌食生冷食物、瓜子、巧克力等。

对症按摩

精确取穴 ▶

1 水突穴
　　胸锁乳突肌前缘，人迎穴与气舍穴连线的中点。

2 缺盆穴
　　锁骨上窝中央，前正中线旁开4寸。

3 屋翳穴
　　第2肋间隙，乳头直上。

4 神堂穴
　　第5胸椎棘突下，旁开3寸处。

按摩步骤 ▶

<<< 1

按摩部位：**水突穴**
按摩手法：**按揉**
按摩时间：**3分钟**
按摩力度：★★★

<<< 2

按摩部位：**缺盆穴**
按摩手法：**按揉**
按摩时间：**3分钟**
按摩力度：★★★★

<<< 3

按摩部位：**屋翳穴**
按摩手法：**按揉**
按摩时间：**2分钟**
按摩力度：★★

<<< 4

按摩部位：**神堂穴**
按摩手法：**一指禅推法**
按摩时间：**3分钟**
按摩力度：★★★

第五章 内科疾病的指压按摩

75

胃痛

病症概述

脾胃虚寒的患者胃痛时喜按，呕吐清水，吃生冷食物胃痛加剧；肝胃不和的患者痛达胁处，胃胀吐酸；寒邪犯胃的患者胃痛发作比较急，而且怕冷，呕吐清水。胃痛一般是由外感邪气，内伤饮食，脏腑功能失调等引起，最后导致气机郁滞，胃失所养。

● 病理病因

中医上认为胃痛主要是由饮食所伤，脾胃受损而导致脾失健运；或者由于胃气阻滞，胃失和降；或者由情志失调，而致肝气犯胃而导致的，所以有些人在生气时容易发生胃痛。胃痛多见于急慢性胃炎，胃、十二指肠溃疡病，也见于胃黏膜脱垂、胃下垂、胰腺炎、胆囊炎及胆石症等病。胃部蠕动不正常，食物滞留胃中，也会有胃胀胃痛的症状。

食疗保健

六味牛肉饭 ▶ 牛肉500克，草果3克，胡椒3克，砂仁3克，荜茇3克、高良姜3克，陈皮3克，生姜3克，粳米500克，料酒、盐、味精等调料各适量。牛肉加料酒稍浸透，放入沸水中氽烫，捞出切片；生姜切片。将胡椒、荜茇、陈皮、草果、砂仁、高良姜等放入锅内，加适量清水，煎汁备用。粳米洗净，放入锅内，加入药汁，加牛肉片、生姜片、盐、味精和适量清水，煮成饭。

韭菜籽炖猪肚 ▶ 韭菜籽9克，猪肚1个，盐适量。韭菜籽放入猪肚内，加盐调味，蒸到猪肚烂熟即可。

● 健康贴士

1. 改正不良的饮食习惯，饮食不应过酸、过甜、过咸、过苦、过辛、过硬。忌饮酒、咖啡、浓茶。

2. 饮食定时定量，每日三餐应定时，数量要平均，间隔时间要合理。

3. 猴头菇是治疗消化系统疾病和抑制胃痛的良药，宜多食。

4. 每天捏捏小腿肚，以自觉有较强的酸痛为度。自上而下按捏，再自下而上按捏。一般以左右脚各捏15～30次为宜。

对症按摩

精确取穴 ▶

1 中脘穴
　　前正中线上，脐中上4寸。

2 内关穴
　　前臂正中，腕横纹上2寸，在桡侧腕屈肌腱与掌长肌腱之间。

3 足三里穴
　　外膝眼下3寸，胫骨前嵴外1横指处。

4 梁丘穴
　　屈膝，在髂前上棘与髌骨外上缘连线上，髌骨外上缘上2寸。

按摩步骤 ▶

◀◀◀ 1

按摩部位：**中脘穴**
按摩手法：**点按**
按摩时间：1分钟
按摩力度：★★★

◀◀◀ 2

按摩部位：**内关穴**
按摩手法：**按揉**
按摩时间：1分钟
按摩力度：★★

◀◀◀ 3

按摩部位：**足三里穴**
按摩手法：**按揉**
按摩时间：2分钟
按摩力度：★★★

◀◀◀ 4

按摩部位：**梁丘穴**
按摩手法：**按揉**
按摩时间：1分钟
按摩力度：★★★★

76

呃逆

气逆上冲，喉间呃呃连声，声短而频，不能自制。其呃声或高或低，或疏或密，间歇时间不定。伴有胸膈郁闷，脘中不适，情绪不安等。一年四季均有发生。

● 病理病因

引起呃逆的原因有很多，包括胃、食管功能性或器质性改变，也有因外界刺激因素引起的。中医认为，胃失和降，膈间气机不利，胃气上逆动膈，或宿食积滞，燥热内盛，或气郁痰阻，脾胃虚弱，皆可影响胃气的和降，而形成呃逆。

食疗保健

| 麦冬竹茹茶 ▶ | 绿茶3克，麦冬20克，竹茹10克，冰糖10克。将麦冬、竹茹、绿茶一起放入砂锅，加400毫升水，浸透，煎至剩约250毫升，去渣取汁，再调入冰糖即可。 |

| 苁蓉炖羊肉 ▶ | 黑枣6颗，羊肉250克，姜3片，米酒少许，盐适量，核桃仁15克，当归10克，肉苁蓉15克，山药20克，桂枝5克。先将羊肉洗净，在沸水中氽烫一下，去掉血水和羊膻味。所有药材都放入锅内，羊肉放在药材上面，加入少量米酒和姜片，以及适量水（水量盖过材料即可）。用大火煮开后，再用小火炖约40分钟，加盐调味即可。 |

● 健康贴士

1. 让呃逆者饮少量水，在呃逆的同时咽下或尽量屏气，有时可止住呃逆。

2. 食宜温暖，不宜进食生冷之品，如冷饮、冷水、凉拌菜、冷粥等。

3. 膳食中应有适当汤汁类食物同进，否则，干硬、黏稠的食物会刺激食管或胃肠道，或促使随食物裹挟进体内的气体上逆而致呃逆。

4. 大汗久渴、久病体虚者，不宜过量饮水，否则会损伤脾胃，导致肺胃之气上逆动膈、呃逆频发。

对症按摩

精确取穴 ▶

❶ 天突穴
胸骨上窝中央。

❷ 缺盆穴
人体锁骨上窝中央，距前正中线4寸。

❸ 脾俞穴
在背部，当第11胸椎棘突下，旁开1.5寸。

❹ 膈俞穴
在背部，当第7胸椎棘突下，旁开1.5寸。

按摩步骤 ▶

◀◀◀ 1

按摩部位：**天突穴**
按摩手法：**按揉**
按摩时间：**1分钟**
按摩力度：★★

◀◀◀ 2

按摩部位：**缺盆穴**
按摩手法：**按揉**
按摩时间：**1分钟**
按摩力度：★★★

◀◀◀ 3

按摩部位：**脾俞穴**
按摩手法：**按揉**
按摩时间：**2分钟**
按摩力度：★★★

◀◀◀ 4

按摩部位：**膈俞穴**
按摩手法：**按揉**
按摩时间：**2分钟**
按摩力度：★★★

第五章 内科疾病的指压按摩

⑦⑦

结肠炎

病症概述

结肠炎又称"非特异性溃疡性结肠炎"，是直肠、结肠黏膜的非特异性炎症病变。主要症状为黏液血便或血便、食欲不振、腹胀、恶心、消瘦、乏力、贫血等。严重者可能有高热、呕吐、心动过速、心力衰竭、脱水、神志昏迷等症状。

● 病理病因

结肠炎又称为"痉挛性结肠炎""黏液性结肠炎""结肠激惹综合征"，此症状是结肠运动和分泌功能失调，以慢性腹泻和腹痛为主要症状的全身性疾病。自身免疫反应、感染、遗传、神经、精神等因素都可能诱发结肠炎。中医认为本病属"肝胃不和""肝脾不和"的范畴。其病因为湿热内侵，饮食不当，情志所伤，脾胃受损，命门火衰等。

食疗保健

佛手延胡猪肝汤 ▶ 佛手9克，延胡索9克，制香附6克，猪肝100克，盐、姜丝、葱花各适量。将佛手、延胡索、制香附入锅，加水煮沸，再用小火煮15分钟。加入切好的猪肝片，放入适量盐、姜丝、葱花，煮熟后即可食用。

人参粳米粥 ▶ 人参粉10克，粳米100克，冰糖适量。将粳米加800毫升水用小火煮烂，放入人参粉和冰糖再煮沸便可食用。

蒜泥马齿苋 ▶ 大蒜30克，鲜马齿苋500克，盐、酱油、白糖、芝麻、花椒粉、葱白、味精、醋各适量。马齿苋以沸水浸透；大蒜捣成泥；芝麻爆香后捣碎。将马齿苋用盐拌匀，加入大蒜泥及所有调味料，撒上芝麻，装入盘中即可食用。

● 健康贴士

1. 慢性结肠炎急性发作时，应食粥类、精米面类、鱼虾、蛋及豆制品和易消化的食物。

2. 柿子、石榴、苹果都含有鞣酸及果胶成分，均有收敛止泻作用，慢性结肠炎患者可适量食用。

3. 烹调尽量采用蒸、煮、氽、炖等方法。

4. 按摩穴位前，配合摩腹、掌振腹部、捏脊效果更佳。

对症按摩

精确取穴 ▶▶

❶ 气海穴
前正中线上，脐下1.5寸。

❷ 神阙穴
人体中腹部，脐中央。

❸ 天枢穴
平脐中，距脐中2寸处。

❹ 肝俞穴
第9胸椎棘突下，旁开1.5寸处。

按摩步骤 ▶▶

◀◀◀ 1

按摩部位：**气海穴**
按摩手法：**按揉**
按摩时间：**1分钟**
按摩力度：★★★

◀◀◀ 2

按摩部位：**神阙穴**
按摩手法：**指压**
按摩时间：**1分钟**
按摩力度：★★★

◀◀◀ 3

按摩部位：**天枢穴**
按摩手法：**按揉**
按摩时间：**1分钟**
按摩力度：★★★

◀◀◀ 4

按摩部位：**肝俞穴**
按摩手法：**按揉**
按摩时间：**1分钟**
按摩力度：★★★★

第五章 内科疾病的指压按摩

78

胃下垂

病症概述

站立时，胃的下缘达盆腔，胃小弯弧线最低点降至髂嵴连线以下，称为胃下垂。患者通常上腹不适，胃部压重而有饱胀感，饭后尤为明显，并有嗳气、胃下坠感、腹痛、恶心、厌食、便秘、心悸、失眠等不适，有时腹部有隐痛感。

● 病理病因

中医属"虚损"范畴，暴饮暴食使脾胃失调；或情志失调，肝气郁结，肝气犯胃，引起脾胃损伤；或脾胃素虚，中气下陷，脾气渐无提升之力，而导致胃下垂。该病多是由于膈肌力量不足，肝胃、膈胃韧带功能减退而松弛，腹内压下降及腹肌松弛等因素，使胃呈低张力的鱼钩状而形成无张力型胃所致。

食疗保健

山楂肉丁汤 ▶ 山楂15克，陈皮、黄芪各10克，猪瘦肉100克，盐适量。先将猪瘦肉切丁腌渍，其他材料放入锅中煮半个小时。再放入猪瘦肉丁，煮至熟加入盐调味即可。

人参莲子汤 ▶ 人参片10克，红枣10克，莲子40克，冰糖10克。红枣去核泡发；莲子泡发。把材料放入锅里加水煮11分钟，移入蒸笼加冰糖蒸1.5小时即可。

姜韭牛奶 ▶ 韭菜250克，生姜25克，牛奶250毫升。将生姜、韭菜洗净，切碎，再将生姜和韭菜以及牛奶一同放入锅内，直到牛奶煮沸即可食用。

● 健康贴士

1. 按摩治疗时配合健脾益气、升提中气的中药，效果更好。
2. 治疗胃下垂的关键是增强体质，少食多餐，加强营养，还要加强对腹部肌肉的锻炼。
3. 性生活是体质虚弱者的较大负担，应尽量减少房事次数。
4. 保持乐观情绪，勿暴怒，勿郁闷。
5. 要耐心坚持治疗、食物调理和康复锻炼，要有战胜疾病的信心。

对症按摩

精确取穴 ▶▶

❶ 足三里穴
外膝眼下3寸，胫骨前嵴外1横指处。

❷ 三焦俞穴
背部，第1腰椎棘突下，旁开1.5寸。

❸ 胃俞穴
背部，第12胸椎棘突下，旁开1.5寸。

❹ 脾俞穴
背部，第11胸椎棘突下，旁开1.5寸。

按摩步骤 ▶▶

◀◀◀ 1

按摩部位：**足三里穴**
按摩手法：**按揉**
按摩时间：**2分钟**
按摩力度：★★★

◀◀◀ 2

按摩部位：**三焦俞穴**
按摩手法：**按揉**
按摩时间：**1分钟**
按摩力度：★★★

◀◀◀ 3

按摩部位：**胃俞穴**
按摩手法：**按揉**
按摩时间：**1分钟**
按摩力度：★★★

◀◀◀ 4

按摩部位：**脾俞穴**
按摩手法：**按揉**
按摩时间：**1分钟**
按摩力度：★★★

79

便秘

病症概述

便秘的主要表现是大便次数减少，间隔时间延长，或正常，但粪质干燥，排出困难。可伴见腹胀，腹痛，食欲减退，嗳气反胃等症。慢性便秘多无明显症状，可伴有头晕、头痛、易疲劳等神经官能症症状。

● 病理病因

便秘的原因是燥热内结，或气虚无力传送，或血虚肠道干涩，或阴寒凝结等。平时没有养成定时排便的习惯，忽视正常的便意，排便反射受到抑制，日久就会引起便秘。饮食过于精细少渣，缺乏食物纤维，粪便体积减小，黏滞度增加，在肠内运动缓慢，水分过量被吸收也会导致便秘。

食疗保健

核桃仁猪肝汤 ▶ 猪肝200克，核桃仁50克，料酒、葱、生姜、胡椒粉、盐、猪油各适量。把猪肝片用油煸炒，放入葱，姜，烹入料酒，加盐，加水，放入核桃仁，至猪肝熟透，调味即可食用。

五仁粥 ▶ 郁李仁、芝麻、火麻仁、决明子、柏子仁各10克，粳米100克，蜂蜜适量。将所有材料洗净，与适量的水一同放入锅内煮成粥，加入适量蜂蜜调味即可。

大黄通便茶 ▶ 大黄10克，番泻叶10克，蜂蜜20毫升。大黄加水煎半小时后熄火，加番泻叶、蜂蜜，加盖闷10分钟即可。

● 健康贴士

1. 养成每天定时排便的习惯，即使没有便意也要定时如厕，建立良好的排便条件反射。

2. 多吃富含维生素B_2的食物，禁食温燥的食物。少食性涩收敛的食物。常吃含粗纤维丰富的蔬菜水果。

3. 晨起空腹饮1杯淡盐水或蜂蜜水，配合腹部按摩或转腰，让水在肠胃内振动以加强通便作用。

精确取穴 ▶▶

① 中脘穴
　前正中线上，脐中上4寸。

② 大横穴
　中腹部，距脐中4寸。

③ 命门穴
　在第2腰椎棘突下，即肚脐正后方处。

④ 小肠俞穴
　后正中线旁开1.5寸，平第1骶后孔。

按摩步骤 ▶▶

<<<< 1

按摩部位：**中脘穴**
按摩手法：**按揉**
按摩时间：**2分钟**
按摩力度：★★★

<<<< 2

按摩部位：**大横穴**
按摩手法：**按揉**
按摩时间：**2分钟**
按摩力度：★★★

<<<< 3

按摩部位：**命门穴**
按摩手法：**按揉**
按摩时间：**1分钟**
按摩力度：★★★

<<<< 4

按摩部位：**小肠俞穴**
按摩手法：**按揉**
按摩时间：**1分钟**
按摩力度：★★★★

80

手把手教你做指压

方法一

以膝盖左右侧倒来刺激背后的大肠俞穴

力度	节奏	时间／分钟
中	长	5

指压手法

仰卧屈膝，拳头置于背后的大肠俞穴，慢慢地加入身体的重量，再将两膝并拢左右侧倒，另外可集中力量加强刺激左边的大肠俞穴。

方法二

刺激左侧的大巨穴可预防便秘

力度	节奏	时间／分钟
中	中	3

指压手法

肚脐斜下方约3横指的地方即是该穴，找到大巨穴后，手指并拢置于穴位上，配合着呼吸来做指压。

● 爱心小提示

饮食上如何预防便秘

◎ 魔芋有丰富的膳食纤维，可增加大便体积，平时可多吃魔芋。
◎ 酸奶有多种活性菌，可调节肠道菌群平衡，促进肠胃蠕动而预防便秘。
◎ 火龙果、柚子等水果有清热、润肠、通便的功效，平时可多摄取。

80

胃肠胀气

病症
概述

胃肠胀气是以腹胀、频繁嗳气及矢气为主要临床表现的病症，称之为胃肠胀气症。吞气过多，摄入的食物产气过多，消化吸收不良，均可导致胃肠胀气症。主要症状为腹胀，餐后更加明显，部分或全腹疼痛。嗳气、矢气后，腹胀及腹痛减轻。

● 病理病因

胃肠胀气是由于多种原因引起的胃肠道不通畅，或梗阻在胃肠道的气体不能随胃肠蠕动排出体外而积聚于胃肠道内。胃肠道不通畅，肝、胆、胰腺疾患都会导致胃肠胀气。进食过快、内镜检查注气过多、服用产气过多的食物或药物等也会发生胃肠胀气。

食疗保健

| 山楂麦芽茶 ▶ | 山楂10克，炒麦芽10克。将山楂和麦芽放到杯子里，用350毫升开水冲泡5分钟，过滤掉渣后即可当作茶来饮用。 |

| 红枣陈皮茶 ▶ | 陈皮4克，生姜4片，红枣8颗。将所有材料洗净，一同放入锅中，用中火熬煮5分钟，滤渣饮用。 |

| 麦芽茶 ▶ | 麦芽10克，绿茶1包。将所有材料放入锅中，以中火熬煮5分钟，滤渣饮用。 |

● 健康贴士

1. 一日三餐要合理分配，一般吃八分饱，勿过食，以适应胃肠的消化能力，吃得太多易发生消化不良和胃肠胀气。汤应该在餐前喝，水果应该在两餐之间吃，空腹吃较好，忌餐后喝汤和餐中、餐后吃水果。

2. 少吃高淀粉的产气类食物，如白萝卜、土豆、红薯、芋头、南瓜、栗子、牛蒡等。也不适宜吃乳制品、豆类、油炸等食物，以及蜜饯和过量的粗纤维食物等。

第五章 内科疾病的指压按摩

对症按摩

精确取穴 ▶▶

① 神阙穴
位于脐窝正中。

② 内关穴
前臂正中，腕横纹上2寸，在桡侧腕屈肌腱与掌长肌腱之间取穴。

③ 上巨虚穴
小腿前外侧，当犊鼻下6寸，足三里穴与下巨虚穴连线的中点。

④ 足三里穴
外膝眼下3寸，胫骨前嵴外1横指处。

按摩步骤 ▶▶

<<< 1

按摩部位：**神阙穴**
按摩手法：**摩法**
按摩时间：**2分钟**
按摩力度：★★

<<< 2

按摩部位：**内关穴**
按摩手法：**按揉**
按摩时间：**1分钟**
按摩力度：★★★

<<< 3

按摩部位：**上巨虚穴**
按摩手法：**按揉**
按摩时间：**1分钟**
按摩力度：★★★★

<<< 4

按摩部位：**足三里穴**
按摩手法：**按揉**
按摩时间：**1分钟**
按摩力度：★★★★

揉揉捏压消百病全书

81

哮喘

病症概述

哮喘，是因支气管痉挛所引起的，是一种很常见的呼吸道疾病。临床表现为反复发作的喘息、气促、胸闷或咳嗽等症状，呼气性呼吸困难反复发作，发作时不能平卧，发作将止时咳出白色泡沫痰。多在夜间或凌晨发生。

● 病理病因

遗传因素是哮喘的一个重要病因。环境因素在哮喘发病中也起到重要的促发作用。相关的诱发因素较多，包括吸入性抗原，如尘螨、花粉、真菌、动物毛屑等，各种非特异性吸入物如二氧化硫、油漆、氨气等；感染因素如病毒、细菌、支原体或衣原体等引起的呼吸系统感染；食物性抗原，如鱼、虾蟹等。

食疗保健

肉丝炒菠菜 ▶ 　猪瘦肉150克，菠菜300克，小虾仁15克，豆油50毫升，酱油、醋、味精、香油各适量。将菠菜用开水浸透后捞出，入冷开水中过凉；猪瘦肉洗净切丝；小虾仁用温水泡发。锅内放入豆油烧热，下入肉丝、菠菜、小虾仁煸炒，再加少许酱油、醋、味精、香油拌匀即可。

五味子爆猪腰 ▶ 　杜仲15克，五味子6克，羊腰500克，淀粉、食用油、盐、姜片、葱花各适量。将杜仲、五味子放入锅中，加水一同煎煮40分钟。去掉浮渣，熬成稠液。羊腰洗净切成小块的腰花，用芡汁裹匀。烧热油锅，放入腰花爆炒，熟嫩后，再加入葱花、姜、盐等调味，淋入药汁即可。

● 健康贴士

1. 室内要避免潮湿、阴暗，减少霉菌的滋生；尽量不种植一些有花植物，在春季等花粉飘扬高峰季节宜关闭门窗。

2. 室内不要喂养各种宠物，因为皮毛、皮屑、分泌物及排泄物都有可能成为过敏原而导致哮喘发作。

3. 在哮喘发作时，还应少吃胀气或难消化的食物，如豆类、芋头等，以避免腹胀压迫胸腔而加重呼吸困难。

精确取穴 ▶

1 魄户穴
　　第3胸椎棘突下，旁开3寸。

2 天溪穴
　　前正中线旁开6寸，第4肋间隙中。

3 中府穴
　　胸前壁的外上方，云门穴下1寸，前正中线旁开6寸，平第1肋间隙处。

4 内关穴
　　前臂正中，腕横纹上2寸，在桡侧腕屈肌腱与掌长肌腱之间。

按摩步骤 ▶

◀◀◀ 1

按摩部位：**魄户穴**
按摩手法：**按揉**
按摩时间：**1分钟**
按摩力度：★★★★

◀◀◀ 2

按摩部位：**天溪穴**
按摩手法：**按揉**
按摩时间：**1分钟**
按摩力度：★★★

◀◀◀ 3

按摩部位：**中府穴**
按摩手法：**按揉**
按摩时间：**1分钟**
按摩力度：★★★

◀◀◀ 4

按摩部位：**内关穴**
按摩手法：**按揉**
按摩时间：**1分钟**
按摩力度：★★★

冠心病

冠心病是老年性多发病，主要症状表现是胸腔中央发生一种压榨性的疼痛，并可迁延至颈、颌、手臂及胃部。其他可能症状有眩晕、气促、出汗、寒战、恶心及昏厥。严重患者可能因为心力衰竭而死亡。

● 病理病因

冠心病的确切病因尚不完全清楚，中医认为是正气亏虚，痰壅、血淤、气滞、寒凝，引起心脉痹阻不畅所致。该病与高血压、高脂血症、高黏血症、糖尿病、内分泌功能低下及年龄大等因素有关。吸烟与冠心病之间存在着明显的用量与反应的对应关系。久坐及吸烟者患病概率更大。

食疗保健

玉竹炖猪心 ▶

玉竹50克，猪心500克，生姜、葱、花椒、盐、白糖、味精、香油各适量。将玉竹洗净，切成段；猪心剖开，洗净血水，切块。将玉竹、猪心、生姜、葱、花椒同置锅内煮40分钟。下盐、白糖、味精和香油于锅中搅拌即可。趁热空腹分2次食用。

山药白果粥 ▶

鲜山药300克，猪瘦肉100克，香菜5克，白果10克，红枣4颗，葱、生姜、粳米、盐、鸡精各适量。鲜山药去皮切片；红枣泡发切碎；猪瘦肉洗净剁碎；生姜切丝；葱切花；香菜切末。砂锅中注水烧开，放入粳米煮成粥，放入白果、山药煮5分钟后加入红枣、猪瘦肉、姜丝煮烂，加盐和鸡精调味即可。

● 健康贴士

1. 合理饮食，不要偏食，不宜过量。生活要有规律，避免过度紧张；保持足够的睡眠，培养多种情趣；保持情绪稳定，切忌急躁、激动或闷闷不乐；多喝茶，不吸烟、酗酒。

2. 出现以下症状时应尽快就医，以便尽早发现冠心病：劳累或精神紧张时胸骨后或心前区闷痛或紧缩样疼痛；性生活或用力排便时出现心悸、胸闷、气急或胸痛不适；反复出现脉搏不齐，不明原因的心动过速或过缓。

第五章 内科疾病的指压按摩

对症按摩

1 屋翳穴
　　在胸部，第2肋间隙，前正中线旁开4寸。

2 内关穴
　　位于前臂正中，腕横纹上2寸，在桡侧腕屈肌腱与掌长肌腱之间。

3 心俞穴
　　在背部，当第5胸椎棘突下，旁开1.5寸。

4 命门穴
　　位于腰部，当后正中线上，第2腰椎棘突下凹陷中，肚脐正后方处。

按摩步骤 ▶▶

1

按摩部位：**屋翳穴**
按摩手法：**按揉**
按摩时间：**1分钟**
按摩力度：★★

2

按摩部位：**内关穴**
按摩手法：**按揉**
按摩时间：**2分钟**
按摩力度：★★★

3

按摩部位：**心俞穴**
按摩手法：**按揉**
按摩时间：**2分钟**
按摩力度：★★★

4

按摩部位：**命门穴**
按摩手法：**按揉**
按摩时间：**1分钟**
按摩力度：★★★

甲状腺功能亢进

病症概述

甲状腺功能亢进的症状包括精神紧张、心情烦躁、出汗增多、失眠及疲劳、身体虚弱、掉头发、体重减轻、双手发抖、全身无力、无法耐热、心跳加速。女性患者会有停经或月经减少现象。本病恶化时可引起休克、心力衰竭、肺水肿等严重并发症。

● 病理病因

甲状腺功能亢进俗称"甲亢"，是甲状腺功能过分活跃的一种疾病。身体的各种反应，包括消化过程，均加速进行。原发性甲亢，多数认为是自身免疫性疾病，以中青年女性为多见。甲状腺大多呈弥漫对称性肿大，往往同时呈突眼征。继发性甲亢指在单纯性结节性甲状腺肿大的基础上，以甲状腺分泌大量甲状腺激素，而造成的甲亢症状。

食疗保健

莲子茯苓麦冬糕 ▶

麦冬500克，莲子500克，茯苓500克，白糖、桂花各适量。莲子、茯苓洗净，把莲子去皮、心，茯苓切片，与麦冬同研成细粉，拌入白糖、桂花，用水调匀，上笼蒸20分钟。每天食用2次，每次50克。

灵芝茶 ▶

灵芝片10克，红糖30克。先把灵芝洗净，切成碎块。锅内放入1000毫升水，倒入切好的灵芝碎块。先用大火把水烧开，再转小火继续煮半个小时。熄火后，滤掉药渣，加入红糖调味，即可食用。注意体质过于虚弱者不宜天天服用。

● 健康贴士

1. 食物应选有滋阴功效的，如龟、鳖、母水鸭等。注意补充钙、磷、钾、锌、镁等。

2. 甲亢患者平时要忌食含碘多的食物，如海带、紫菜和海鱼等；也要忌食刺激性食品，如辣椒、姜、酒、葱、韭菜等；还要忌食燥热食物，如榴莲、桂圆、荔枝等。

3. 避免精神诱因，生活要有规律，劳逸结合。

对症按摩

❶ 神门穴
　　腕横纹尺侧端，尺侧腕屈肌腱的桡侧凹陷处。

❷ 内关穴
　　前臂正中，腕横纹上2寸，在桡侧腕屈肌腱与掌长肌腱之间。

❸ 三阴交穴
　　小腿内侧，足内踝尖上3寸，胫骨内侧缘后方。

❹ 照海穴
　　内踝尖正下方凹陷处。

按摩步骤 ▶▶

<<< 1

按摩部位：神门穴
按摩手法：点压
按摩时间：1分钟
按摩力度：★★★

<<< 2

按摩部位：内关穴
按摩手法：点压
按摩时间：1分钟
按摩力度：★★★

<<< 3

按摩部位：三阴交穴
按摩手法：点压
按摩时间：1分钟
按摩力度：★★★★

<<< 4

按摩部位：照海穴
按摩手法：点压
按摩时间：1分钟
按摩力度：★★★

揉揉捏压消百病全书

84

高血压

病症概述

高血压是一种以动脉血压升高为主要表现的疾患。一般临床表现为血压在140/90毫米汞柱以上，多伴有眩晕、头痛、头胀、耳鸣、心悸、手指发麻、面红、烦躁、失眠等症。临床治疗为服用各种降压药物，但多有不同程度的副作用影响治疗效果。

● 病理病因

中医认为高血压是由肝肾阴阳失调所引起。现代医学认为是由于神经中枢调节血压的功能紊乱所引起的。临床上很多高血压患者特别是肥胖型的常伴有糖尿病，而糖尿病患者也较多地伴有高血压，因此将两者称之同源性疾病。糖尿病患者由于血糖增高，血液黏稠度增加，血管壁受损，血管阻力增加，易引起高血压。体重超重、膳食中高盐、过度饮酒和吸烟、社会心理因素等都与高血压的发生密切相关。

食疗保健

山楂降压汤 ▶
山楂15克，猪瘦肉200克，食用油30毫升，生姜5克，葱10克，鸡汤1000毫升。猪瘦肉洗净切片；生姜拍松；葱切段。锅内加入食用油，烧至六成熟时，下入生姜、葱爆香，加入鸡汤，烧沸后下入猪肉、山楂、盐，用小火炖50分钟即可。

芹菜爆香菇 ▶
芹菜400克，香菇（水发）50克，醋、干淀粉、酱油、味精、菜油各适量。芹菜洗净切段，用盐拌匀；醋、味精、淀粉加水兑成汁待用。炒锅置火上烧热后，入菜油30毫升，下入芹菜，煸炒后，投入香菇迅速炒匀，再加入酱油，淋入芡汁速炒起锅即可。

● 健康贴士

1. 患者平时要注意饮食调节，以低盐、低动物脂肪饮食为宜，并避免进食富含胆固醇的食物。

2. 合理安排作息时间，生活要有规律，避免过度劳累和精神刺激。应早睡早起，不宜在临睡前活动过多或看刺激性的影视节目。

3. 注意保暖，避免受寒。因为寒冷可以引起毛细血管收缩，易使血压升高。患者如出现头痛、呕吐等高血压脑病的症状，需立即送医院治疗。

精确取穴 ▶▶

1 风府穴
后发际正中直上1寸，枕外隆突直下凹陷中。

2 百会穴
位于头部，当前发际正中直上5寸，或两耳尖连线中点处。

3 天柱穴
后发际正中直上0.5寸，旁开1.3寸，当斜方肌外缘凹陷中。

4 涌泉穴
位于足底部，在足前部凹陷处，第2、3趾趾缝纹头端与足跟连线的前1/3处。

按摩步骤 ▶▶

◀◀◀ 1

按摩部位：**风府穴**
按摩手法：**按揉**
按摩时间：**2分钟**
按摩力度：★★★

◀◀◀ 2

按摩部位：**百会穴**
按摩手法：**按揉**
按摩时间：**3分钟**
按摩力度：★★★

◀◀◀ 3

按摩部位：**天柱穴**
按摩手法：**按揉**
按摩时间：**1分钟**
按摩力度：★★★★

◀◀◀ 4

按摩部位：**涌泉穴**
按摩手法：**按揉**
按摩时间：**2分钟**
按摩力度：★★★★

消化性溃疡

病症概述

疼痛的位置多在中上腹，或稍偏高处，或在剑突下和剑突下偏左处。多呈钝痛、灼痛或饥饿样痛。还可能有唾液分泌增多、烧心、反胃、泛酸、嗳气、恶心、呕吐等其他胃肠道症状。

● 病理病因

一般将胃溃疡和十二指肠溃疡总称为消化性溃疡，有时简称为"溃疡"。中医上认为，消化性溃疡的病因在于胃失濡养，则脉络拘急，气血运行不畅。多因为内伤饮食，情志失调，劳倦过度，导致胃气失和，气机郁滞，最终胃络失于濡养，胃阴不足所致。

食疗保健

佛手延胡猪肝汤 ▶

佛手9克，延胡索9克，制香附6克，猪肝100克，盐、姜丝、葱花各适量。将佛手、延胡索、制香附洗净后，放入锅内，加适量水煮沸，再用文火煮15分钟左右。加入已洗净切好的猪肝片，放适量盐、姜丝、葱花，熟后即可食用。每天或隔天吃1次。

三七炖鸡 ▶

母鸡500克，丹参20克，三七10克，姜丝、盐、味精各适量。将母鸡宰杀，洗净，斩切；丹参切片；三七捣碎。将丹参、三七与鸡同放于砂锅中，加600毫升清水，烧开后加入姜丝和盐，小火炖1小时，放味精即可。

● 健康贴士

1. 以易消化的食物为主，避免刺激性物质，尽量吃七分饱。消化性溃疡虽然容易治疗，但也容易复发。除饮食要注意外，还要保持充足的睡眠、适度的运动及消除过度的紧张情绪，才是基本有效的方法。

2. 改变不良的生活习惯。减少烟、酒、辛辣食物、浓茶、咖啡及某些药物的刺激，对溃疡面的愈合及预防复发都有重要意义。

第五章 内科疾病的指压按摩

对症按摩

❶ 中脘穴
前正中线上，脐中上4寸。

❷ 期门穴
位于乳下，当第6肋间隙，前正中线旁开4寸。

❸ 章门穴
位于人体的侧腹部，当第11肋游离端的下方。

❹ 公孙穴
足内侧第1跖骨基底部前下缘，第1跖关节后1寸处。

按摩步骤 ▶

❮❮❮ 1
按摩部位：**中脘穴**
按摩手法：**按揉**
按摩时间：**1分钟**
按摩力度：★★★★

❮❮❮ 2
按摩部位：**期门穴**
按摩手法：**按揉**
按摩时间：**1分钟**
按摩力度：★★

❮❮❮ 3
按摩部位：**章门穴**
按摩手法：**按揉**
按摩时间：**1分钟**
按摩力度：★★

❮❮❮ 4
按摩部位：**公孙穴**
按摩手法：**按揉**
按摩时间：**1分钟**
按摩力度：★★★★

揉揉捏压消百病全书

86

糖尿病

病症概述　　糖尿病是胰岛功能减退而引发的糖、蛋白质、脂肪、水和电解质等一系列代谢紊乱综合征。典型病例可出现多尿、多饮、多食、消瘦等表现，即"三多一少"症状。重症病者会出现肺结核、高血压、肾及视网膜微血管的病变等。

● 病理病因

胰岛在胰腺内，可以分泌胰岛素。胰岛素的作用是促进糖代谢。当胰岛素分泌过少时，人体的糖代谢速度减慢，就会发生糖尿病，使患者血糖上升，尿中含糖。中医称糖尿病为"消渴"。按照病情轻重，本病可分为上消（肺消）、中消（胃消）、下消（肾消）。多因火热耗津，或阴火上蒸肺胃，导致肾虚、肺燥、胃热而发。

食疗保健

韭菜茶 ▶	韭菜100克。把韭菜洗净后切成4厘米长的小段，加水1000毫升，大火把水煮开后转小火再煮15分钟，滤渣后当茶喝。不要加任何调料，每天喝3次，连喝1周。
豆浆粥 ▶	粳米10克，豆浆500毫升。先加水煮粳米，加豆浆，至米开花后熬成粥，调味食用。适用于糖尿病伴高血压、冠心病者，糖尿病肾病者不宜服用。
银耳粥 ▶	银耳10克，粳米100克，红枣3颗。浸泡银耳，将粳米、红枣加水煮粥，快熟时加银耳。适用于糖尿病血管病变者。

● 健康贴士

1. 按摩穴位前，最好配合腹肌拿揉5遍，小腿内侧按揉5分钟，腰背部按揉5分钟，效果更好。按摩可加强胰腺功能，减少并发症的发生。

2. 在保证机体合理需要的情况下，应限制生食、油脂的摄入，忌食糖类。饮食应以适量米、面、杂粮为主，配以蔬菜、豆类、瘦肉和鸡蛋等。

3. 戒烟酒、浓茶和咖啡等。保持心情舒畅，心态平和。建立并坚持有规律的生活起居习惯。

对症按摩

1 中极穴
位于下腹部，前正中线上，当脐中下4寸。

2 中脘穴
前正中线上，脐中上4寸。

3 足三里穴
外膝眼下3寸，胫骨前嵴外1横指处。

4 阴陵泉穴
小腿内侧，胫骨内侧髁后下方凹陷处。

按摩步骤 ▶▶

<<< 1

按摩部位：**中极穴**
按摩手法：**按揉**
按摩时间：**1分钟**
按摩力度：★★★★

<<< 2

按摩部位：**中脘穴**
按摩手法：**按揉**
按摩时间：**1分钟**
按摩力度：★★★

<<< 3

按摩部位：**足三里穴**
按摩手法：**按揉**
按摩时间：**1分钟**
按摩力度：★★★★

<<< 4

按摩部位：**阴陵泉穴**
按摩手法：**按揉**
按摩时间：**1分钟**
按摩力度：★★★★

揉揉捏压消百病全书

87

肥胖症

病症概述

肥胖症是一些社会性慢性疾病。机体内热量的摄入量高于消耗，导致体重超标、体态臃肿，通俗讲肥胖就是体内脂肪堆积过多。中医认为肥胖症多因饮食不节，嗜食厚味，脾胃虚弱，或肝气郁结，气滞痰生，或多静少动所致。

● 病理病因

单纯性肥胖就是非疾病引起的肥胖。过食性肥胖是由于人成年后过度饮食，使摄入的热量大大超过身体生长和活动的需要所致。继发性肥胖是由内分泌紊乱或代谢障碍引起的一类疾病。其他造成肥胖症的因素包括肥胖家族史（遗传因素）、摄入热量过多（营养因素）和药物副作用。

食疗保健

雪梨兔肉羹 ▶ 兔肉500克，雪梨400克，车前叶15克。雪梨榨汁；车前叶煎取汁100毫升；兔肉煮熟后，加梨汁、车前汁及琼脂同煮；煮成羹后即可。

春笋里脊 ▶ 里脊肉100克，春笋100克，葱、大蒜各少许，盐、酱油、糖、料酒、食用油各适量。将里脊肉切丝，用冷水浸泡洗净，控干水分后，用盐、酱油、糖、料酒腌至入味；将春笋剥皮洗净，切成丝。炒锅内热油，爆香葱、蒜，把里脊肉放入翻炒几下，再放笋丝翻炒。加盐搅拌均匀即可。笋丝能促进肠胃蠕动，帮助消化，使脂肪不易堆积体内。

● 健康贴士

1. 肥胖者易发冠心病、高血压、心血管疾病等疾患，也是人类长寿的障碍。所以要时刻预防肥胖症，注意进食方式，要慢食多嚼，避免暴食。

2. 坚持合理的饮食计划，每日总热量应控制在1200千卡以下，蛋白质60克左右。少吃油煎食物和甜品，多吃蔬菜，主食应控制在每日150克。

3. 对于单纯性肥胖的人，要减少热量的摄入，应从事各种体力劳动和体育运动来增加机体对热量的消耗。

第五章 内科疾病的指压按摩

对症按摩

精确取穴 ▶▶

1 胃俞穴
　　在背部，当第12胸椎棘突下，旁开1.5寸。

2 肩井穴
　　人体的肩上，前直乳中，大椎穴与肩峰端连线的中点，即乳头正上方与肩线交接处。

3 归来穴
　　人体的下腹部，当脐中下4寸，距前正中线2寸。

4 大横穴
　　位于人体的中腹部，距脐中4寸。

按摩步骤 ▶▶

◀◀◀ 1

按摩部位：**胃俞穴**
按摩手法：**点按**
按摩时间：**1分钟**
按摩力度：★★★

◀◀◀ 2

按摩部位：**肩井穴**
按摩手法：**拿法**
按摩时间：**2分钟**
按摩力度：★★★★

◀◀◀ 3

按摩部位：**归来穴**
按摩手法：**点按**
按摩时间：**1分钟**
按摩力度：★★★

◀◀◀ 4

按摩部位：**大横穴**
按摩手法：**点按**
按摩时间：**1分钟**
按摩力度：★★★

揉揉捏压消百病全书

88

癫痫

病症概述

癫痫是指大脑神经元突发性异常放电导致短暂性大脑功能障碍的一种慢性疾病，俗称"羊癫风"。癫痫小发作时患者突然瞪目直视、呆立或呆坐，无跌扑和抽搐；癫痫大发作时患者突然发作，有时会大叫一声，全身抽搐，咬牙，持续数分钟后进入昏睡状态。

● 病理病因

癫痫分为原发性和继发性两种。原发性癫痫的病因，目前尚无法阐明；而继发性癫痫，则常是由脑膜炎、脑炎、脑血管痉挛、颅内疾病、低血糖、脑外伤和中毒等原因所引起。在一些有癫痫病史，先天性中枢神经系统或心脏畸形的患者家族中容易出现癫痫。其他颅脑疾病，如脑肿瘤、脑血管病、颅内感染等也可能诱发癫痫。

食疗保健

| 橄榄糊 ▶ | 橄榄400克。先把橄榄放入锅内加800毫升水用大火煮，水开后，煮橄榄的水备用。把橄榄捞起来，去核捣烂，再倒入锅里用小火熬成糊。每次15毫升，吃时可用白糖调味，以开水冲服，每天早晚各1次。 |

| 全蝎绿豆粉丝 ▶ | 全蝎3只，绿豆细粉丝50克，食用油少许。油入锅，待油热后将绿豆淀粉制成的细粉丝放入热油锅中炸成白色出锅；再把全蝎也放入油锅炸到酥脆，然后与粉丝一起装盘食用。每日3次，连服1周。间断服用也可。 |

● 健康贴士

癫痫患者在一般情况下可以参加正常的体育运动，以提高身体素质和增强战胜疾病的信心，但不宜参加剧烈和大运动量的体育活动，如长跑。因长跑往往出现过度换气现象，而过度换气时由于二氧化碳排出过多，使体内产生呼吸性碱中毒而诱发癫痫，特别是诱发失神发作和大发作。同时对大运动量的足球、篮球运动也应该避免，跳水、游泳也不宜参加，因这些项目如果同时伴发癫痫会造成意外。

第五章 内科疾病的指压按摩

对症按摩

1 风池穴

后颈部，后枕骨下，两条大筋外缘陷窝中，相当于与耳垂齐平。

2 百会穴

头部，当前发际正中直上5寸，或两耳尖连线中点处。

3 合谷穴

手背第1、2掌骨间，第3掌骨桡侧的中点处。

4 太冲穴

位于人体脚背部第1、2跖骨接合部之前凹陷处。

按摩步骤 ▶

‹‹‹ 1

按摩部位：**风池穴**
按摩手法：**拿法**
按摩时间：**5分钟**
按摩力度：★★★

‹‹‹ 2

按摩部位：**百会穴**
按摩手法：**点按**
按摩时间：**5分钟**
按摩力度：★★★

‹‹‹ 3

按摩部位：**合谷穴**
按摩手法：**按揉**
按摩时间：**3分钟**
按摩力度：★★★

‹‹‹ 4

按摩部位：**太冲穴**
按摩手法：**按揉**
按摩时间：**3分钟**
按摩力度：★★★★

揉揉捏压消百病全书

半身不遂

病症概述

半身不遂，又叫"偏瘫"，症状是：半身肢体不遂，口眼歪斜，语言障碍，口角流涎，吞咽困难，并伴有颜面、手足麻木，肢体沉重或手指震颤等。轻度患者尚能活动，严重者常卧床不起，丧失生活能力。经常在用力或情绪激动的情况下突然发病。

● 病理病因

半身不遂常由脑血管意外所致，也就是中医上常说的"中风"。脑血管意外分为缺血性和出血性两类。缺血性脑血管意外又叫脑血栓，而出血性脑血管意外又叫脑出血。脑动脉硬化、脑血管狭窄、血流缓慢、血液黏稠度增高等逐渐形成血栓，堵塞某一脑血管，会导致脑梗死。脑出血是指脑血管破裂，有血液渗出，压迫正常脑组织，会导致瘫痪。

食疗保健

| 豆豉酒 ▶ | 豆豉（炒香）500克，米酒500毫升。将豆豉放入袋子里在米酒中泡3天，去渣后即可食用。先服豆豉的水煮液，再饮此酒，温服1~2杯。 |

| 生姜橘红饮 ▶ | 生姜20克，橘红10克。水煎去渣，频服。 |

| 木瓜煲羊肉 ▶ | 木瓜30克，伸筋草15克，羊肉250克，盐4克，味精2克，胡椒粉3克。木瓜、伸筋草洗净，再加水与羊肉共煮。羊肉烂熟后，加盐、味精、胡椒粉调味即可。可佐餐用，食肉喝汤。此方有强健筋骨、活血通络的功效。 |

● 健康贴士

1. 按摩穴位时，对患肢做拿法、摇法、捏法、搓法的按摩，效果会更好。本病不是一朝一夕就可以见效的，因此要坚持每天对患肢和穴位进行按摩，控制病情，改善病情。

2. 按摩治疗半身不遂，应在病情稳定后进行，不宜在发病时进行。

3. 需长期做复健运动，保持身体清洁，经常擦洗，预防褥疮。

4. 饮食不宜过量，不吃刺激性及动物脂肪过多的食物。

第五章 内科疾病的指压按摩

对症按摩

1 尺泽穴
肘横纹中，肱二头肌腱桡侧凹陷处即是。

2 太阳穴
在耳郭前面，前额两侧，外眼角延长线的上方，即两眉梢后凹陷处。

3 委中穴
腘横纹中点，当股二头肌腱与半腱肌肌腱的中间。

4 环跳穴
侧卧屈股，股骨大转子最高点与骶管裂孔连线的外1/3与内2/3交点处。

按摩步骤 ▶▶

◀◀◀ 1

按摩部位：尺泽穴
按摩手法：**按揉**
按摩时间：1分钟
按摩力度：★★★

◀◀◀ 2

按摩部位：太阳穴
按摩手法：**按揉**
按摩时间：2分钟
按摩力度：★★★★

◀◀◀ 3

按摩部位：委中穴
按摩手法：**按揉**
按摩时间：1分钟
按摩力度：★★★

◀◀◀ 4

按摩部位：环跳穴
按摩手法：**按揉**
按摩时间：1分钟
按摩力度：★★★

神经衰弱

病症概述

神经衰弱又称"自主神经失调"，属于神经官能症的一个类型，是一种常见的慢性疾病。常见的症状有失眠、多梦、头痛、头晕，记忆力减退，注意力不集中，自我控制能力减弱，容易激动，同时还伴有心悸气短，出汗较多，食欲不振，有时会出现便秘。

● 病理病因

神经衰弱的患者，比起正常人来说，容易疲劳、工作和学习上的心情和兴趣骤减，且对于较大的声音、较强的光线，容易出现焦虑眩晕的状况。精神因素是造成神经衰弱的主因。凡是能引起持续紧张和长期内心矛盾的一些因素，使神经活动过程强烈而持久地处于紧张状态，超过神经系统张力的耐受限度，这时就容易发生神经衰弱。

食疗保健

| 猪脑汤 ▶ | 猪脑1个，山药50克，枸杞子15克，盐、姜丝、葱各适量。将所有材料洗净后一同放入锅中，加适量清水、盐、葱、姜丝，煨熟即成。 |

| 芹菜枣仁汤 ▶ | 鲜芹菜90克，酸枣仁8克。上述材料加适量水共煮为汤，去渣饮汤。 |

| 莲子桂花粥 ▶ | 莲子120克，冰糖150克，桂花15克。银耳与莲子泡胀后蒸熟；锅中倒入适量清水。桂花和冰糖放入锅中加水，水沸后，放入银耳略烫，捞出后与蒸熟的莲子混合均匀，把锅中的冰糖汁浇上即可。可佐餐食用。 |

● 健康贴士

1. 首先要解除患者"身患重疾"的顾虑，坚持自我按摩，树立战胜疾病的信心。
2. 忌喝咖啡、浓茶、酒。
3. 参加适当体育活动，不仅有助于正常神经活动的恢复，而且能增强体质。
4. 体力劳动对本病患者十分有益，许多患者参加一定的体力劳动锻炼后，病情都会好转或痊愈。

第五章 内科疾病的指压按摩

精确取穴 ▶▶

❶ 风府穴
位于项部，当后发际正中直上1寸，枕外隆突直下，两侧斜方肌之间的凹陷处。

❷ 百会穴
位于头部，当前发际正中直上5寸，或两耳尖连线中点处。

❸ 风池穴
位于后颈部，后枕骨下，两条大筋外缘陷窝中，相当于与耳垂齐平。

❹ 神门穴
腕横纹尺侧端，尺侧腕屈肌腱的桡侧凹陷处。

按摩步骤 ▶▶

1
按摩部位：**风府穴**
按摩手法：**指按**
按摩时间：**1分钟**
按摩力度：★★★

2
按摩部位：**百会穴**
按摩手法：**指按**
按摩时间：**1分钟**
按摩力度：★★★★

3
按摩部位：**风池穴**
按摩手法：**拿法**
按摩时间：**1分钟**
按摩力度：★★

4
按摩部位：**神门穴**
按摩手法：**指按**
按摩时间：**1分钟**
按摩力度：★★

手把手教你做指压

方法一

四指并拢置于左右两肩，再指压穴位

力度	节奏	时间／分钟
中	中	5

指压手法　双手放在左右两肩，拇指向下张开，置于肺俞穴之上，指压者必须伸直手肘，同时指压左右两穴。

方法二

慢慢地移动拇指来交叉按摩第4～8胸椎棘突

力度	节奏	时间／分钟
中	中	5

指压手法　右手的拇指压在第4胸椎棘突之下，左手拇指放在第4胸椎棘突。接着，右手指压第5胸椎棘突而左手压在第5胸椎棘突之下，如此交叉做指压。

● 爱心小提示

消除身心的疲劳

分布在背部两侧的腧穴是应用范围较广的穴位，即使不知道该指压哪个穴位，只需沿着脊椎两侧指压，就会觉得舒服不少。在进行指压的同时，发现哪个地方特别僵硬的话，就要加强力度指压哪里，如此对消除身体的疲惫及无力感均有很好的功效。

91

第六章
外科疾病的指压按摩

外科疾病分为创伤，感染，肿瘤，畸形和功能障碍五大类。这些疾病常常需要用手术处理作为主要手段来治疗。因此，是否需要手术治疗往往被认为是区别内科还是外科疾病的标准。本章主要是教你如何用指压按摩来治疗外科疾病，涉及的疾病包括肩周炎、胆结石、乳腺增生、腕关节挫伤、膝关节挫伤等。针对每个病症，分别介绍了治疗该病的2个或4个特效穴。

肩周炎

病症概述

早期肩关节呈阵发性疼痛，常因天气变化及劳累而诱发，以后逐渐发展为持续性疼痛，并逐渐加重，昼轻夜重，夜不能寐，不能向患侧侧卧。肩关节可能有广泛压痛，并向颈部及肘部放射，还可出现不同程度的三角肌的萎缩。

● 病理病因

肩关节的活动减少，尤其是上肢长期靠在身旁，垂于体侧，被认为是肩周炎最主要的诱发因素。肩关节本身退行性病变，也很可能造成肩周炎。最常见的导致肩周炎软组织退行性病变是肌腱炎和腱鞘炎，其次是撞击综合征和肩峰下损伤。从事手工作业的肩周炎患者，伏案久坐等具有不良姿势的职业人员，驼背明显者更容易患肩周炎。

食疗保健

| 川乌生姜粥 ▶ | 川乌5克，粳米50克，生姜少许，蜂蜜适量。把川乌洗净备用。粳米加水煮粥，粥快成时加入川乌，改用小火慢煎，待熟后加入生姜，待冷后加蜂蜜，搅拌即可。每日1剂，趁热服用。 |

| 党参枸杞子红枣汤 ▶ | 红枣12克，党参20克，枸杞子12克，白糖适量（或盐，据个人口味调整）。将党参洗净切成段。再将红枣、枸杞子放入清水中浸泡5分钟后再捞出。将所有的材料放入砂锅中，然后放入适量的清水，一起煮沸。煮沸后改用文火再煲10分钟左右。将党参挑出，喝汤，吃枸杞子、红枣。 |

● 健康贴士

1. 按摩穴位前，对患侧肩关节前部及外侧进行自上而下的掌揉3分钟，再对患侧上臂的肌肉揉捏2分钟，按摩效果会更好。处于急性期的患者进行按摩时，手法要轻柔。对慢性期患者的按摩力度可稍重，但也不宜过猛。

2. 患者平时应适当参加体育锻炼，比如练太极拳或者做甩手动作，增强肩关节的运动功能。注意保暖，睡觉时应穿内衣，肩部不要露在被子外面，避免肩部受寒着凉而加重病情。

对症按摩

精确取穴 ▶

❶ 肩贞穴
位于人体的肩关节后下方，臂内收时，腋后纹头上1寸。

❷ 肩井穴
在肩上，前直乳中，当大椎穴与肩峰端连线的中点处。

❸ 手三里穴
在前臂背面桡侧，当阳溪穴与曲池穴连线上，肘横纹下2寸。

❹ 肩髃穴
在肩部，三角肌上，臂外展，或向前平伸时，当肩峰前下方凹陷处。

按摩步骤 ▶

按摩部位：**肩贞穴**
按摩手法：**点按**
按摩时间：**3分钟**
按摩力度：★★★

<<< 2

按摩部位：**肩井穴**
按摩手法：**点按**
按摩时间：**5分钟**
按摩力度：★★★

按摩部位：**手三里穴**
按摩手法：**按揉**
按摩时间：**2分钟**
按摩力度：★★★

<<< 4

按摩部位：**肩髃穴**
按摩手法：**按揉**
按摩时间：**3分钟**
按摩力度：★★★

第六章 外科疾病的指压按摩

92

手把手教你做指压

方法一

按压云门穴可缓解肩关节的酸痛

力度	节奏	时间／分钟
中	中	5

指压手法　　拇指指腹置于肩前的云门穴上，以指尖稍微立起的方式做指压。用四指叩住手臂以稳定力度。

方法二

对久治不愈的肩痛可用温热法治疗

力度	节奏	时间／分钟
强	长	5

指压手法　　当肩痛急剧，且皮肤冰冷时，先以暖暖袋慢慢温热臑俞穴，此方式会比按压穴位更具效果。

方法三

以向前拉的方式刺激肩关节的臑俞穴

力度	节奏	时间／分钟
中	中	5

指压手法　　背后的肩关节疼痛时，可用刺激此穴位的方法来减轻疼痛。食指、中指、无名指、小指并拢并扣住肩膀，中指指端正好置于臑俞穴，如此即可达到治疗效果。

92

胰腺炎

病症
概述
急性胰腺炎表现为突然发作的急剧上腹痛，并伴有恶心、呕吐、发热、血压降低等症。病情严重时，很快会发生休克、腹膜炎，部分患者可发生猝死。

● 病理病因

胆管疾病如胆囊炎、胆石症等可能诱发胰腺炎。其他因素如病毒性肝炎、腹腔手术、十二指肠溃疡或炎症、腹部外伤也可引起胰腺炎发作。

对症按摩

精确取穴 ➡️

❶

天枢穴
中腹部，平脐中，距脐中2寸处。

● 健康贴士

积极防治胆管疾病，是预防胰腺炎发生的重要条件。饮食要有规律，避免暴饮暴食及过食甘肥之品。不能酗酒，饮酒要适量。原有慢性胰腺炎和胆囊炎的人忌食动物油及油炸食品。

足三里穴
外膝眼下3寸，胫骨前嵴外1横指处。

❷

按摩步骤 ➡️

<<< 1

按摩部位：天枢穴
按摩手法：点按
按摩时间：2分钟
按摩力度：★★★

<<< 2

按摩部位：足三里穴
按摩手法：点按
按摩时间：1分钟
按摩力度：★★★★

第六章 外科疾病的指压按摩

胆结石

病症概述

胆结石的发病症状表现为上腹疼痛并放射到肩和背部，且低热、恶心、呕吐、寒战、大汗淋漓甚至伴有黄疸。患者常自幼年即有腹痛、恶寒、发热、黄疸反复发作的病史。并发症多且较严重，较常见的有化脓性肝内胆管炎、肝脓肿、胆道出血等。

● 病理病因

胆囊结石中大部分属于胆固醇结石。胆固醇结石的形成，主要是由于肝细胞合成的胆汁中胆固醇处于过度饱和状态，以及胆汁中的蛋白质促胆固醇晶体成核作用。另外的因素则应归于胆囊运动功能损伤，它们共同作用，致使胆汁淤滞，从而促发胆结石的形成。

食疗保健

荸荠海蜇汤 ▶ 荸荠30克，海蜇丝50克。将荸荠洗净，去皮，切块；海蜇丝洗净。将荸荠、海蜇丝一同放入砂锅中，加适量水，煎汤即可饮用。

洋葱炖乳鸽 ▶ 乳鸽500克，洋葱250克，姜片5克，白糖5克，酱油10毫升，胡椒粉、高汤、食用油、盐、味精各适量。乳鸽洗净斩成小块，洋葱洗净切成角状；锅中加油烧热，下入洋葱片及姜片爆炒至出味。下入乳鸽，加高汤用文火炖20分钟，放白糖等调料炖至入味后出锅。可随意饮用。

● 健康贴士

1. 饮食注意荤素搭配，避免过食肥甘厚味。尤其是晚上，应避免进食高胆固醇类食品，如鸡蛋（尤其是蛋黄）、肥肉、海鲜、无鳞鱼类、动物内脏等食品。

2. 宜多食各种新鲜水果、蔬菜，进食低脂肪、低胆固醇食品，如香菇、黑木耳、芹菜、豆芽、海带、鱼肉、兔肉、鸡肉等。

3. 宜用煮、蒸、烩、拌、汆、炖的烹调方法，不用油煎、炸、烤、熏的烹调方法。

对症按摩

精确取穴 ▶

① 章门穴
位于人体的侧腹部，当第11肋游离端的下方。

② 期门穴
位于胸部，当乳头直下，第6肋间隙，前正中线旁开4寸。

③ 胆俞穴
在背部，第10胸椎棘突下，旁开1.5寸。

④ 肝俞穴
在背部，当第9胸椎棘突下，旁开1.5寸。

按摩步骤 ▶

1
按摩部位：**章门穴**
按摩手法：**按揉**
按摩时间：**5分钟**
按摩力度：★★★

2
按摩部位：**期门穴**
按摩手法：**按揉**
按摩时间：**3分钟**
按摩力度：★★★

3
按摩部位：**胆俞穴**
按摩手法：**按揉**
按摩时间：**5分钟**
按摩力度：★★★★

4
按摩部位：**肝俞穴**
按摩手法：**按揉**
按摩时间：**3分钟**
按摩力度：★★★★

第六章 外科疾病的指压按摩

94

乳腺增生

病症概述

乳腺增生疾病的症状主要以乳房周期性疼痛为特征。起初为弥漫性胀痛，乳房外上侧及中上部触痛明显，月经前疼痛加剧，月经后疼痛减轻或消失。严重者经前经后均呈持续性疼痛。有时疼痛可向腋部、肩背部、上肢等处放射。

● 病理病因

内分泌失调是公认的引起乳腺增生的一大因素。脂肪摄入过多，可影响卵巢的内分泌功能，强化雌激素对乳腺上皮细胞的刺激从而导致乳腺增生。人工流产，不生育或30岁以上生育，不哺乳，夫妻不和，服用含激素的保健品等都可能导致乳腺增生。此外穿过紧的胸罩易压迫淋巴和血液循环，也会导致乳腺增生。

食疗保健

豆腐干炒蒜苗 ▶ 青蒜苗250克，豆腐干200克，植物油、盐、味精各适量。将豆腐干洗净，切成丝；青蒜苗去根和老叶，洗净，切段。炒锅上火，下油，油热后放入蒜苗煸炒至呈现翠绿色，加入豆腐干，加盐继续煸炒至熟，再加入味精，炒匀即可装盘。

梅子枣芪汤 ▶ 紫苏梅5颗，黑枣5颗，丹参20克，黄芪20克，冰糖少许。先将材料清洗，沥水；黑枣不宜软烂，可用温水先将其泡发。然后将黑枣、丹参、黄芪与紫苏梅放入杯中，冲入600毫升热开水闷10分钟后，开盖加冰糖即可饮用。

● 健康贴士

1. 过度紧张及忧虑悲伤的情绪，会造成神经衰弱，加重内分泌失调，促使乳腺增生症病情的加重，故应避免各种不良的心理刺激。

2. 生活要有规律、劳逸结合，保持性生活和谐。

3. 多吃蔬菜和水果，多吃粗粮。多吃核桃、黑芝麻、黑木耳、蘑菇。

4. 乳腺增生症的预防还要注意避免人工流产，产妇要多喂奶，如此才能防患于未然。

对症按摩

精确取穴 ▶

1 膻中穴
　　位于胸部,当前正中线上,平第4肋间隙,两乳头连线的中点。

2 乳根穴
　　胸部,乳头直下,乳房根部,当第5肋间隙,距前正中线4寸处。

3 天宗穴
　　在肩胛部,当冈下窝中央凹陷处,与第4胸椎相平。

4 肩井穴
　　位于肩上,前直乳中,大椎穴与肩峰端连线的中点,即乳头正上方与肩线交接处。

天池
乳根
中脘

大杼　肩井
肝俞
三焦俞　　　曲池
命门　肾俞

按摩步骤 ▶

<<< **1**

按摩部位:**膻中穴**
按摩手法:**按揉**
按摩时间:**3分钟**
按摩力度:★★

<<< **2**

按摩部位:**乳根穴**
按摩手法:**按揉**
按摩时间:**3分钟**
按摩力度:★★

<<< **3**

按摩部位:**天宗穴**
按摩手法:**点按**
按摩时间:**2分钟**
按摩力度:★★★

<<< **4**

按摩部位:**肩井穴**
按摩手法:**按揉**
按摩时间:**3分钟**
按摩力度:★★★

第六章　外科疾病的指压按摩

95

96 足跟痛

病症概述

足跟痛又叫"跟骨痛"或"跟痛症"，是由多种原因引起的跟骨痛，多与劳损和退行性病变有密切关系，常见于女性、肥胖者以及老年人。过重及过度负重或长时间行走者是易发此症的高危险人群。

● 病理病因

主要是跟后滑囊炎、跟腱腱鞘炎、腓骨肌腱鞘炎、跟骨下脂肪垫损伤、跟骨皮下滑囊炎、跟腱周围炎等。外伤、行站过久特别是负重行走、爬山等原因都可能导致足跟痛。人到老年，足部血管弹性减低，影响供血，足跟受凉受冻，都可能引起足跟痛。

对症按摩

精确取穴 ▶▶

昆仑穴
在外踝后方，当外踝尖与跟腱之间的凹陷处。

①

● 健康贴士

急性期应注意休息，减少负重而导致的疼痛，症状减轻后也应减少站立和行走。应穿软底鞋或在鞋内放海绵垫，减轻足跟压力。按摩后配合热敷，效果更佳。

丘墟穴
足外踝的前下方，当趾长伸肌腱的外侧凹陷处。

②

按摩步骤 ▶

<<< **1**

按摩部位：**昆仑穴**
按摩手法：**按揉**
按摩时间：**3分钟**
按摩力度：★★★★

<<< **2**

按摩部位：**丘墟穴**
按摩手法：**按揉**
按摩时间：**3分钟**
按摩力度：★★★★

手把手教你做指压

方法一

配合着呼吸以拇指交叠的手法指压
涌泉穴

力度	节奏	时间／分钟
强	长	5

指压手法　　左右拇指重叠对准涌泉穴，四指扶住脚背用拇指来刺激涌泉穴，施力要循序渐进，并配合着呼吸来进行，效果会更佳。

方法二

用脚第1趾以要嵌入涌泉穴似的技巧来
指压

力度	节奏	时间／分钟
强	中	5

指压手法　　请别人代为指压时，用脚第1趾来指压是最好的方法。首先先趴下来，脚底伸直，如左图所示以脚第1趾仿佛要嵌入涌泉穴的方式按压。

● 爱心小提示

踩踏竹子治疗法

踩踏竹子治疗法是一种刺激脚底的健康运动，如果你身边没有青竹，利用高尔夫球等道具或者是楼梯的凸出部分，也能轻易达到竹子治疗法的效果。

进行竹子治疗法时，记得尽量刺激脚第1趾的部位，因为这样正好可刺激到涌泉穴。刺激一会儿后足部疲劳及足跟痛即可消除。

96

网球肘

病症概述

初起时偶感肘外侧疼痛，严重时手臂疼痛、无力、无法举高，如果过于严重，可能连牙刷、筷子、汤匙都无法拿好，上厕所时拉链和纽扣也无法自己处理。

● 病理病因

网球肘又称"肱骨外上髁炎"，是肱骨外上髁局限性疼痛，并影响到手腕伸缩和前臂旋转功能的慢性酸痛性疾病，又称"四十肘"。网球肘多因长期劳累，伸腕肌起点反复受到牵拉刺激，引起部分肌腱撕裂和慢性炎症或局部的滑膜增厚、滑囊炎等变化所致。

对症按摩

● 健康贴士

按摩手法强度宜轻柔缓和。打球之前，先做好手肘、手腕的暖身操，以免运动时受伤。发现有网球肘症状时，应立即减少手肘的工作量或运动量。

精确取穴 ▶

① 手三里穴
在前臂背面桡侧，当阳溪穴与曲池穴连线上，肘横纹下2寸。

② 支沟穴
人体的前臂背侧，当阳池穴与肘尖的连线上，腕背横纹上3寸，尺骨与桡骨之间。

按摩步骤 ▶

‹‹‹ 1
按摩部位：**手三里穴**
按摩手法：**捏拿**
按摩时间：**5分钟**
按摩力度：★★

‹‹‹ 2
按摩部位：**支沟穴**
按摩手法：**按揉**
按摩时间：**3分钟**
按摩力度：★★

手把手教你做指压

方法一

指压郄门穴，能使手指弯曲时会用到的肌肉得到松弛

力度	节奏	时间/分钟
强	长	5

指压手法：抓住前臂指压郄门穴，如果是久治不愈的网球肘，可立起手指来按压，这样刺激便能深及肌肉。

方法二

刺激四渎穴让疼痛的手臂得到放松

力度	节奏	时间/分钟
强	长	3

指压手法：前臂的后侧也就是手背那一面，若以四指按压此处的肌肉，则可有效缓解手指麻痹、手臂酸痛的症状。

方法三

用高尔夫球来放松手指肌肉

力度	节奏	时间/分钟
轻	长	5

指压手法：用高尔夫球来刺激手掌中央的劳宫穴，能使手指更灵活自如，建议你用两手夹住高尔夫球的方式来消解手部的疲劳。

腕关节挫伤

病症概述 腕关节扭挫伤是腕关节的周围韧带、关节囊、肌腱等肌肉组织，受到突发性牵拉而致的损伤。患者腕部关节肿胀、疼痛或酸痛无力，损伤的韧带或肌腱处有压痛感，腕关节的活动受到限制。

● 病理病因

因为跌、扑、闪、挫等突然发生的意外事件，使腕关节过度伸缩、掌屈或内收、外展，从而超过身体机能的最大承受范围，造成关节韧带、筋膜的撕裂和损伤。另外一点，腕关节长期固定在某种姿势或者是不断重复做同一动作，负荷时间过长，也会造成腕关节某部分的韧带、肌腱损伤。

对症按摩

精确取穴 ▶▶

● 健康贴士

治疗前应排除骨折、脱位及肌腱断裂，以免加重损伤。早期避免做腕关节的旋转活动。韧带损伤者，应以小夹板局部固定1～2周，行动需缓慢。

❶ 阳池穴

手腕部位，即腕背横纹上，前对中指、无名指指缝。或在腕背横纹中，当指总伸肌腱的尺侧缘凹陷处。

❷ 阳溪穴

腕背横纹桡侧，拇指向上跷起时，拇短伸肌腱与拇长伸肌腱之间的凹陷中。

按摩步骤 ▶▶

◀◀◀ 1

| 按摩部位：阳池穴 |
| 按摩手法：按揉 |
| 按摩时间：3分钟 |
| 按摩力度：★★★ |

◀◀◀ 2

| 按摩部位：阳溪穴 |
| 按摩手法：按揉 |
| 按摩时间：2分钟 |
| 按摩力度：★★★ |

手把手教你做指压

方法一

肘腕关节疼痛时，可刺激肘关节的肘髎穴

力度	节奏	时间／分钟
轻	中	5

指压手法
　　拇指压住肘髎穴，用较强的力度按压。如果前臂有疼痛感，就表示你找对了穴位，此时，再立起指尖朝肘关节方向用力下压，肘腕部的疼痛自然就可减轻。

方法二

手臂可分成5点，以抓捏方式按摩

力度	节奏	时间／分钟
强	长	5

指压手法
　　抓住手臂，分别用拇指指压手臂的5点。手掌向上、手臂伸直，便可轻松做指压。

方法三

最后再伸展手臂

力度	节奏	时间／分钟
中	长	5

指压手法
　　手掌支撑着手肘，将肘尖拉向另一方的肩膀，使肌肉得到充分伸展，如此手臂后侧的肌肉就能全部被刺激到。

98

膝关节损伤

病症概述

内侧副韧带损伤：轻者膝内侧局部疼痛、肿胀、压痛，重者局部肿胀、皮下有淤血、青紫、触痛，以及膝关节功能活动受限。外侧副韧带损伤：膝关节外侧可有肿胀、疼痛、皮下出血和压痛。

● 病理病因

当膝关节半屈位时，两侧副韧带会松弛，导致关节稳定性变差，万一不小心突然遭受到强大的内翻或外撞击，就会超过韧带能够承受的最大极限，很可能会引起膝盖外侧或膝盖内侧的副韧带损伤的情况。一般来说，韧带的损伤可分为三种，第一种是韧带扭伤，第二种是部分撕裂，第三种是完全撕裂。

对症按摩

● 健康贴士

韧带完全断裂者应及早接受手术治疗。伤后24小时内不宜按摩治疗。按摩结束后要休息，补充水分。维持良好的营养摄取，才是最好的保健之道。

精确取穴 ▶▶

❶ 梁丘穴

屈膝，在髂前上棘与髌骨外上缘连线上，髌骨外上缘上2寸。

❷ 膝眼穴

在髌韧带两侧凹陷处。内侧的称内膝眼，外侧的称外膝眼。

按摩步骤 ▶▶

◀◀◀ 1

按摩部位：**梁丘穴**
按摩手法：**按揉**
按摩时间：**5分钟**
按摩力度：★★

◀◀◀ 2

按摩部位：**膝眼穴**
按摩手法：**按揉**
按摩时间：**3分钟**
按摩力度：★★

手把手教你做指压

方法一

双手拇指往膝盖方向施力，轻压阴陵泉穴

力度	节奏	时间／分钟
中	中	3

指压手法　　坐下并屈膝，两手以抓住小腿的方式指压，为施力度稳定，可将左右拇指重叠往膝盖方向施力来做指压。

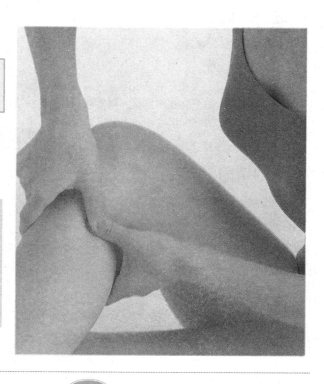

方法二

指压或用线香温灸膝关节的曲泉穴

力度	节奏	时间／分钟
中	中	5

指压手法　　只用拇指指压曲泉穴其实就很有疗效。但对于长期性或久治不愈的疼痛，则可利用香之热气来温热穴位，香慢慢靠近穴位，等到皮肤觉得烫热时再移开，如此反复即可改善膝痛。

第六章　外科疾病的指压按摩

99

岔气

病症概述

由于在不正确姿势下扭转胸部躯干，导致某胸椎关节错位，而发生的一侧胸部疼痛、胸式呼吸受限的症状。患者胸部疼痛，胸闷不适，呼吸浅促，咳嗽、深呼吸均引起疼痛加重。

● 病理病因

因为人体主要的呼吸靠膈肌和肋间肌，所以一旦肋间肌痉挛时，人的胸部两侧便会作痛。主要是由于举重、推车、跳跃、扛抬重物、攀高或搬重物的时候，用力过猛或者用力不当，引起胸壁软组织挫伤、胸椎关节错位，从而发生的胸闷不适、呼吸疼痛。没有运动习惯的人，在冰寒的气候下，活动量过大而流汗，氯化钠迅速降低，也会导致岔气。

● 健康贴士

疼痛时除了按摩解压，还可深呼吸，接着憋气不呼气，两手有节奏地用力捶打胸腔疼痛部位，如此重复几次，就可以缓解岔气症状。

对症按摩

精确取穴 ▶

① 云门穴

胸前壁外上方，肩胛骨喙突上方，锁骨下窝（胸大肌与三角肌之间）凹陷处。

支沟穴

人体的前臂背侧，当阳池穴与肘尖的连线上，腕背横纹上3寸，尺骨与桡骨之间。

② 按摩步骤 ▶

‹‹‹ 1

按摩部位：	云门穴
按摩手法：	点揉
按摩时间：	2分钟
按摩力度：	★★

‹‹‹ 2

按摩部位：	支沟穴
按摩手法：	点揉
按摩时间：	2分钟
按摩力度：	★★

踝关节扭伤

病症概述

患者踝关节疼痛、肿胀明显、行走困难。外踝或内踝有明显压痛，局部皮下淤血、青紫，踝关节被动内翻或外翻并背屈时，疼痛加重。严重者可伴随外踝骨折。

病理病因

行走、跑步或下楼梯时，因路面不平或地面有障碍物，足部受力不稳、不慎绊倒或跌倒，致使踝关节突然向内或向外翻转，超过了关节活动的正常生理范围，使外侧或内侧韧带受到强力的牵拉而致的损伤。一般以内翻损伤较为多见。另外足球、篮球、跑步等运动，都可能造成踝关节的扭伤。

对症按摩

健康贴士

急性损伤24小时内或有骨折、脱位、韧带断裂等现象，则不宜按摩治疗。按摩时，对急性损伤者手法要轻柔，对慢性损伤者手法宜稍重。

精确取穴 ▶

丘墟穴
在足背，外踝前下方，当趾长伸肌腱的外侧，距跟关节间的凹陷处。

❶

❷

解溪穴
足背与小腿交界处的脚腕横纹中央凹陷处，当拇长伸肌腱与趾长伸肌腱之间。

按摩步骤 ▶

| <<< | 1 |

按摩部位：**丘墟穴**
按摩手法：**按揉**
按摩时间：**2分钟**
按摩力度：★★★

| <<< | 2 |

按摩部位：**解溪穴**
按摩手法：**按揉**
按摩时间：**2分钟**
按摩力度：★★★

第六章 外科疾病的指压按摩

闪挫腰痛

病症概述

闪到腰后，转身、弯腰拾物，痛苦倍增。腰部的活动受到限制，腰椎活动的幅度逐渐减小，脊椎多向患侧方向倾斜，腰部前屈后伸或是向侧屈时疼痛加重并受到限制。闪挫腰痛即临床上的"急性腰扭伤"。

● 病理病因

当身体搬抬重物的时候，动作不协调或某一人突然失足或不平衡，此时重物的重量忽然加在其他人身上或跌扑、撞击时都会造成腰部强力扭转。有时走在路上不小心滑倒、迅速闪避或转身时，使得腰部前屈，下肢伸直，或用力咳嗽、喷嚏时姿势不正确，拉扯到腰部的组织，以上都可能引发急性腰扭伤。

揉揉捏压消百病全书

对症按摩

精确取穴 ▶

● 健康贴士

闪到腰后，早期应卧硬板床休息，减少腰部活动。早期手法宜轻柔，不宜做大幅度的被动运动。急性疼痛减轻后，应加强腰肌锻炼。

① 腰眼穴
位于第4腰椎棘突下旁开3.5寸凹陷中。

委中穴
位于腘横纹中点。
②

按摩步骤 ▶

<<< ①

按摩部位：腰眼穴
按摩手法：点揉
按摩时间：2分钟
按摩力度：★★★

<<< ②

按摩部位：委中穴
按摩手法：点揉
按摩时间：2分钟
按摩力度：★★★

手把手教你做指压

方法一

以双手抓捏小腿的方式,用拇指来刺激承山穴

力度	节奏	时间/分钟
强	长	5

指压手法　　采取双手抱膝的姿势,左右手的拇指重叠置于承山穴之上,来做指压。如果有力量不足的感觉时,可立起手指来按压。

方法二

指压脚踝的解溪穴可刺激到肌腱

力度	节奏	时间/分钟
强	中	5

指压手法　　保持指压承山穴的姿势,稍微下移即可,指压脚踝中央的解溪穴,如果感觉到刺激深及肌腱,则表示你已成功一半。

● 爱心小提示

防止闪腰的保养之道

只要稍加注意日常生活的举动,便可防止闪腰情况的发生。例如,站起时手要扶着椅子或桌子等站起,若无可扶的东西,站起时也可先立起一只脚的膝盖,手再扶着膝盖,以膝盖为支撑点再站起,如此才不会给腰部肌肉施加太多的负担。

102

落枕

病症概述

　　落枕或称"失枕"，常见发病经过是入睡前并无任何症状，晨起后却感到项背部明显酸痛，颈部活动受限。这说明病起于睡眠之后，与睡枕及睡眠姿势有密切关系。

● 病理病因

　　由于睡眠时头部姿势不当，枕头高低不适，颈肩外感风寒所致。少数患者因颈部突然扭转或肩扛重物，部分肌肉扭伤或发生痉挛所致。患者颈部一侧或两侧疼痛、僵硬，屈伸受限，疼痛可放射至头部、上背部及上臂部。患者肌肉轻微肿胀痉挛，触之僵硬，压痛明显，头向患侧倾斜，下颌偏向健侧。

对症按摩

● 健康贴士

　　枕头不可过高或过低，女性一般掌握在8～10厘米，男性掌握在10～15厘米。睡觉时盖被不要忘记盖颈部，天气炎热时，不要将颈部长时间对着电风扇吹。

精确取穴 ▶

肩井穴

　　前直乳中穴，大椎穴与肩峰端连线的中点，即乳头正上方与肩线交接处。

❶

风池穴

　　后枕骨下，两条大筋外缘陷窝中，相当于与耳垂齐平。

❷

按摩步骤 ▶

‹‹‹ ①

按摩部位：**风池穴**
按摩手法：**拿法**
按摩时间：**5分钟**
按摩力度：★★★

‹‹‹ ②

按摩部位：**肩井穴**
按摩手法：**按揉**
按摩时间：**5分钟**
按摩力度：★★★★

手把手教你做指压

方法二

疼痛厉害时先用暖暖袋温热后再进行指压

力度	节奏	时间/分钟
强	中	3

指压手法　将食指、中指、无名指三指并拢，用指尖以稍强的力度来按压。当疼痛严重时，用现成的暖暖袋或吹风机温热此处肌肉3～4分钟后，再指压肩中俞穴。

方法一

用食指及中指指压疼痛侧的天髎穴

力度	节奏	时间/分钟
中	长	5

指压手法　先找到疼痛侧的天髎穴，以搓揉方式按摩肌肉，最好能配合呼吸来进行，会更具成效。

● 爱心小提示

落枕的运动疗法

◎ 低头仰头：坐在椅子上，挺起胸部，头向下低，以下颌挨着胸部为止，然后仰头，停留3秒，如此反复20次。

◎ 左右摇头：坐在椅子上，两臂自然下垂，头先向左摆，再缓慢向右摆，如此反复20次。

(104) 痔疮

病症概述　　痔疮是指直肠下端黏膜下和肛管皮肤下静脉扩张和曲张所形成的静脉团。位于肛门周围称外痔，一枚或数枚，质硬而坚，时痒时痛；位于肛门内则称内痔，经常可见到便后出血的症状。

● 病理病因

　　肛门部位受冷或受热，便秘、腹泻等疾病以及过量饮酒和多吃辛辣食物等不良习惯，都会刺激肛门和直肠，使静脉丛充血而导致痔疮。一些疾病如腹内肿瘤、子宫肿瘤、卵巢肿瘤、前列腺增生等也会间接引发痔疮。

对症按摩

精确取穴 ▶

秩边穴
　　后正中线旁开3寸，平第4骶后孔。

长强穴
　　尾骨端下，当尾骨端与肛门连线的中点处。

● 健康贴士

　　保持肛门周围的清洁，最好每天定时排便。不要强忍大便，蹲厕时间不宜过长及过度用力。司机、孕妇和久坐人员可每天做10次提肛动作来预防痔疮。

按摩步骤 ▶

◀◀◀ 1

按摩部位：**秩边穴**
按摩手法：**指压**
按摩时间：**2分钟**
按摩力度：★★★★

◀◀◀ 2

按摩部位：**长强穴**
按摩手法：**指压**
按摩时间：**5分钟**
按摩力度：★★★

手把手教你做指压

方法一

要放松身体来指压头部顶端的百会穴

力度	节奏	时间／分钟
中	短	3

指压手法　由于头部的刺激会传达到直肠及肛门，此时要伸直背肌，放松全身，并边呼气边以拳头敲打头部的百会穴，此法对通便相当有帮助。

方法二

指压肾俞穴可益气升提

力度	节奏	时间／分钟
强	中	5

指压手法　可请别人代为帮忙指压位于腰部的肾俞穴。拇指置于左右穴位之上，以身体的重量来按压，如此刺激就会传达到腰部深处。

● 爱心小提示

如何预防痔疮

◎ 每天用温水冲洗肛门周围，勤换内裤，可起到预防痔疮的效果。

◎ 每次蹲厕时间超过3分钟，且大便干燥者，应该注意，尽快调节饮食结构，多吃水果、蔬菜、豆类，少吃辛辣刺激性的食物。

◎ 患有痔疮的患者要忌饮酒、忌饱食、忌久坐、忌束腰。

104

本章看点

● **近视眼**
常按睛明、攒竹、鱼腰、肝俞等穴，可辅助治疗该病

● **鼻炎**
常按迎香、天突、列缺、神庭等穴，可辅助治疗该病

● **耳鸣**
常按听会、听宫、翳风、侠溪等穴，可辅助治疗该病

● **眼睑下垂**
常按睛明、鱼腰、大椎、完骨等穴，可辅助治疗该病

● **牙痛**
常按承浆、颧髎、颊车、阳溪等穴，可辅助治疗该病

● **面瘫**
常按睛明、巨髎、地仓、天柱等穴，可辅助治疗该病

第七章
五官科疾病的指压按摩

　　《黄帝内经》中记载："鼻者，肺之官也；目者，肝之官也；口唇者，脾之官也；舌者，心之官也；耳者，肾之官也。"所以中医上将耳、目、鼻、唇、舌合称为五官。本章中涉及的五官及口腔疾病主要有近视眼、鼻炎、耳鸣、眼睑下垂、牙痛和面瘫等。例如按摩迎香穴、天突穴、列缺穴、神庭穴可以缓解和治疗鼻炎。

近视眼

病症概述

患者外眼无异常，看不清楚远处事物，移近后则可看清，中医称之为"能近怯远症"。因为经常眯着眼睛看东西，会使眼外肌、睫状肌过度紧张，容易导致眼睑沉重，眼球酸胀，眼眶疼痛。继而视物模糊，出现重影，严重的还可出现头晕、头痛、恶心。

● 病理病因

近视眼具有一定的遗传倾向，高度近视眼的双亲家庭，下一代近视的发病率较高。但是近视眼多是后天形成的，尤其是青少年比较多见，因为学习或工作时间过长，光线放射方向不合理，阅读体位不正，或病后视力未恢复和用眼过度，使睫状肌过度疲劳，造成其调节功能下降而成近视。

食疗保健

枸杞子鲫鱼汤 ▶ 鲫鱼1条，枸杞子10克。将鲫鱼洗净去内脏，和枸杞子一起煮汤，吃肉饮汤。用白鱼或其他鱼代替鲫鱼也可。

芝麻核桃奶 ▶ 黑芝麻、核桃仁各25克，牛奶250毫升。黑芝麻、核桃仁炒香并捣细，放入牛奶中煮沸，1次饮完。

羊肝粥 ▶ 羊肝250克，葱子30克，粳米30克，盐适量。将羊肝洗净切细丝，粳米淘净。先将葱子水煎取汁，加羊肝、粳米、水煮成稀粥。待熟后调入适量盐即可。

● 健康贴士

1. 防止用眼过度，近距离工作每次不要超过50分钟为宜，每工作1小时应适当休息10分钟，可以预防近视。

2. 不要在阳光直射下或暗处看书，不要躺着、趴着或走动、乘车时看书。

3. 经常眨眼睛，感到眼疲劳时，应闭目半分钟，但不要揉眼睛，这样对预防近视有一定的帮助。

对症按摩

精确取穴 ▶

① 睛明穴
　　位于面部，目内眦稍内上方凹陷处。

② 攒竹穴
　　人体的面部，眉毛内侧边缘凹陷处。

③ 鱼腰穴
　　位于额部，瞳孔直上，眉毛中。

④ 肝俞穴
　　在背部，第9胸椎棘突下，旁开1.5寸。

按摩步骤 ▶

<<< ①

按摩部位：睛明穴
按摩手法：指揉
按摩时间：2分钟
按摩力度：★★

<<< ②

按摩部位：攒竹穴
按摩手法：指揉
按摩时间：2分钟
按摩力度：★★

<<< ③

按摩部位：鱼腰穴
按摩手法：按揉
按摩时间：2分钟
按摩力度：★★

<<< ④

按摩部位：肝俞穴
按摩手法：按揉
按摩时间：3分钟
按摩力度：★★★

106 鼻炎

病症概述

慢性鼻炎主要症状为鼻塞，轻者为间歇性或交替性，重者为持续性，鼻分泌物增多。急性鼻炎主要症状为鼻塞和分泌物增多，早期为清水样涕，后变为黏液脓性鼻涕。过敏性鼻炎主要症状是突然鼻痒、打喷嚏、流清涕、鼻塞，且反复发作。

● 病理病因

邻近的慢性炎症长期刺激或畸形，致鼻腔通气不畅或引流阻塞，均可造成鼻炎。一些慢性疾病如内分泌失调、长期便秘、肾脏病和心血管疾病以及缺乏维生素A或维生素C都可能导致鼻炎。烟酒过度可影响鼻黏膜血管的舒缩而发生障碍继而引起鼻炎的症状。鼻腔用药不当或用药过量过久也会导致药物性鼻炎。

食疗保健

丝瓜藤煲猪瘦肉 ▶ 近根部的丝瓜藤5克，猪瘦肉60克，盐适量。丝瓜藤洗净；猪瘦肉洗净切块。同放锅内加水煮汤，至熟加少许盐调味，饮汤吃肉。为1日量，分2次食用。5天为1个疗程，连用1~3个疗程。

黄花菜鱼头汤 ▶ 胖头鱼鱼头100克，红枣15克，黄花菜15克，白芷8克，苍耳子6克，白术8克，生姜、盐各适量。鱼头洗净，锅内放油，烧热后把鱼头两面稍微煎一下。将鱼头、红枣（去核）、黄花菜等放入砂锅中，加500毫升水，以文火炖煮2小时，再加盐即可。

● 健康贴士

1. 养成良好的个人卫生习惯，保持鼻窍清洁湿润，及时清理鼻腔内的痂皮。但最好不要用手挖鼻孔，以免细菌感染。

2. 加强锻炼，增强体质，预防感冒。在鼻炎早期，按摩可起到很好的治疗效果，所以在发现有鼻炎征兆时要及早治疗。

3. 注意保持工作和生活环境里的空气洁净，避免接触灰尘及化学气体特别是有害气体。

对症按摩

精确取穴 ▶

1 迎香穴
　　人体面部，在鼻翼旁开约1厘米的皱纹中即是。

2 天突穴
　　位于颈部，当前正中线上，胸骨上窝中央。

3 列缺穴
　　桡骨茎突上方，腕横纹上1.5寸，当肱桡肌与拇长展肌腱之间。

4 神庭穴
　　位于人体的头部，当前发际正中直上0.5寸。

按摩步骤 ▶

◀◀◀ 1

按摩部位：迎香穴
按摩手法：指压
按摩时间：2分钟
按摩力度：★★

◀◀◀ 2

按摩部位：天突穴
按摩手法：指压
按摩时间：3分钟
按摩力度：★★★

◀◀◀ 3

按摩部位：列缺穴
按摩手法：指压
按摩时间：1分钟
按摩力度：★★★

◀◀◀ 4

按摩部位：神庭穴
按摩手法：指压
按摩时间：1分钟
按摩力度：★★

第七章　五官科疾病的指压按摩

106

耳鸣

耳鸣是指耳内听到异常响声，或如雷鸣，或如蝉鸣，夜间症状更为明显。耳鸣只是一种主观感觉，患者总是感觉耳内有嗡嗡声、咝咝声等单调或混杂的响声。耳鸣可以短暂性存在，也可持续性存在。患者还可伴有头晕、目眩或耳聋。

● 病理病因

耳鸣性质可能是嗡嗡声、铃声、轰鸣声、哨声、咝咝声或包括更复杂的声音，而且这些声音始终在变。它可以是间断性、持续性或搏动性。通常伴有耳聋。造成耳鸣的原因大致有耳神经受损和耳脉紊乱两种。而中医认为，本病是因暴怒、惊恐、肝胆风火上逆，以致少阳经之经气不通；或因肾气亏损，精气不能上达于耳；或因震伤；或继发于其他疾病。

食疗保健

| 苦瓜汤 | ▶ | 鲜苦瓜1条。苦瓜处理干净，切块，放入锅里，加水800毫升，大火烧开后用小火煮20分钟左右，滤渣后喝汤。 |

| 山茱萸粥 | ▶ | 山茱萸15克，粳米60克，白糖少许。将山茱萸果肉洗净去核，与粳米一同放入锅内加水煮成粥，米熟烂后加少许白糖调味即可食用。早晚各食1次。 |

| 枸杞子炖鳖 | ▶ | 鳖250克，枸杞子30克，熟地黄30克，红枣10颗，盐、味精各适量。将以上前4味一齐放入煲内，加开水适量，文火炖2小时，加盐和味精调味即可。 |

● 健康贴士

1. 暴震声和长时间的噪声接触，均能导致耳鸣产生，工作在高强度噪声环境中的人员要注意噪声防护。

2. 不要长时间在有噪声的环境中使用耳机。

3. 减少咖啡因和酒精的摄入量，减少吸烟，避免其使耳鸣症状加重。减少肥甘饮食，以防积食成痰，加重病情。

4. 患者应注意休息，尽量避免劳累和刺激。

对症按摩

精确取穴 ▶▶

1 听会穴

耳屏间切迹的前方，下颌骨髁状突的后缘，张口有凹陷处。

2 听宫穴

位于面部，耳屏前，下颌骨髁状突的后方，张口时呈凹陷处。

3 翳风穴

位于耳垂后，乳突前下方凹陷中。

4 侠溪穴

在足背外侧，当第4、5趾缝间，趾蹼缘后方的赤白肉际处。

按摩步骤 ▶▶

<<< 1

按摩部位：**听会穴**
按摩手法：**按揉**
按摩时间：**3分钟**
按摩力度：**★★**

<<< 2

按摩部位：**听宫穴**
按摩手法：**按揉**
按摩时间：**3分钟**
按摩力度：**★★**

<<< 3

按摩部位：**翳风穴**
按摩手法：**按揉**
按摩时间：**3分钟**
按摩力度：**★★**

<<< 4

按摩部位：**侠溪穴**
按摩手法：**指压**
按摩时间：**2分钟**
按摩力度：**★★★**

第七章 五官科疾病的指压按摩

107

手把手教你做指压

方法二

用拇指向上推压翳风穴

力度	节奏	时间／分钟
轻	中	3

指压手法　　拇指置于穴位上，由乳突骨下方往上推拿，如此刺激便会传到中耳。如耳鸣仍未得到改善，可以用笔尖等前端较细的东西推压此穴位，就能达到你想要的效果。

方法一

用中指指间关节指压乳突后的完骨穴

力度	节奏	时间／分钟
轻	中	3

指压手法　　握拳并将中指指间关节放在完骨穴处，以头部重量来指压。稍微抬高下颌，另一只手以像要压住头部般的方式施力，如此刺激便能传递到深处。

● 爱心小提示

保护好你的听力

◎ 不要用脏手掏耳朵，防止耳朵被细菌感染。

◎ 不要在噪音很大的地方活动。

◎ 戴耳机听音乐时，要把声音调小点，保护好自己的听力。

107

眼睑下垂

病症概述 　眼睑下垂又称"上睑下垂"。指的是上眼睑的上睑提肌发育不良，退变松弛或其他原因造成上睑提举无力，或不能自行抬起，以致睑裂变窄，遮盖部分或全部瞳神，造成眼睛无法睁大的症状。症状较为严重的患者可能眼珠转动失灵，眼球歪斜。

● 病理病因

　　先天性上睑下垂为上睑提肌残缺或动眼神经核发育不全所致。多为双侧性，常有遗传因素；单侧上睑下垂见于蛛网膜下腔出血、脑炎、脑脓肿、外伤等引起的动眼神经麻痹。中医认为起病突然的眼睑下垂者乃是风邪侵体；起病缓慢，眼睑提举无力，早上症状较轻，晚上和劳累后症状加重的则因为脾气虚弱；而先天不足的患者则自幼即是单侧或双侧的眼睑下垂，眼睑终日不能抬起。

食疗保健

| 羊肉炒核桃 | ▶ | 核桃仁30克，羊肉100克，盐、食用油各适量。先把羊肉切成片，加油炒至发白，然后下核桃仁，放入盐，一起炒熟后佐餐食用。 |

| 虾米饭 | ▶ | 虾米100克，火腿50克，粳米250克，盐、味精各适量。先把火腿、虾米、粳米洗净，火腿切成小丁。将前3种材料一同放入锅中加水、盐、味精拌匀后煮成饭食用。 |

● 健康贴士

1. 按摩时手法不能太重，可以适当放慢速度以免患者出现损伤。

2. 注意适当休息，避免过多的体力活动，保护面部免受风寒刺激。

3. 重症患者，应密切注意眼部之外的其他病症，定期进行神经、内分泌等检查。

4. 老年人的眼睑下垂并不仅仅是影响美观的小毛病，而是许多较严重疾病的一个早期的重要表现，其中最常见的是重症肌无力、糖尿病和脑动脉瘤。所以一旦发现，应及早检查，查清病因，对症治疗，早治早好。

对症按摩

精确取穴 ▶

1 睛明穴
位于面部，目内眦稍内上方凹陷处。

2 鱼腰穴
位于额部，瞳孔直上，眉毛中。

3 大椎穴
第7颈椎棘突下凹陷中。

4 完骨穴
头部耳后乳突后下方凹陷处。

按摩步骤 ▶

‹‹‹ **1**

按摩部位：**睛明穴**
按摩手法：**按揉**
按摩时间：**2分钟**
按摩力度：**★★**

‹‹‹ **2**

按摩部位：**鱼腰穴**
按摩手法：**按揉**
按摩时间：**2分钟**
按摩力度：**★★**

‹‹‹ **3**

按摩部位：**大椎穴**
按摩手法：**按揉**
按摩时间：**3分钟**
按摩力度：**★★★**

‹‹‹ **4**

按摩部位：**完骨穴**
按摩手法：**按揉**
按摩时间：**1分钟**
按摩力度：**★★**

108

揉揉捏压消百病全书

牙痛

病症概述

主要临床表现为牙齿疼痛、咀嚼困难、遇冷热酸甜疼痛加重。风热牙痛呈阵发性，遇风发作，牙龈红肿；胃火牙痛时牙龈红肿较为严重，可能出脓渗血，口气臭，大便秘结；虚火牙痛时牙齿隐隐作痛，牙龈略微红肿，久则龈肉萎缩，牙齿浮动。

● 病理病因

无论是牙齿或者牙周的疾病都可能导致牙痛。风火、胃火、肝火、虚火、龋齿或过敏都可能造成牙痛。中医认为，牙痛为风热邪毒滞留脉络，或肾火循经上炎，或肾阴不足，虚火上扰而致。风火邪毒侵犯，伤及牙体及牙龈是风热牙痛；胃火上蒸，又爱吃辛辣之品，引动胃火循经上蒸牙床是胃火牙痛；肾阴亏损，虚火上炎，牙失濡养是虚火牙痛。

食疗保健

雪梨豌豆炒百合 ▶ 雪梨、豌豆（豌豆荚）各200克，南瓜150克，柠檬半个，食用油10毫升、百合20克，盐、味精各5克，淀粉少许。雪梨削皮切块，豌豆、鲜百合掰开洗净，南瓜去皮切薄片，柠檬挤汁。雪梨、豌豆、百合、南瓜过沸水后捞出，锅中加油烧热，放入材料、调味料拌炒。用淀粉勾芡出锅即可。

补骨脂红枣粥 ▶ 补骨脂20克，红枣6颗，糯米100克。补骨脂用水煎15分钟。糯米中加入药汁、红枣，加水煮成粥即可食用。趁热分2次服用。

● 健康贴士

1. 注意口腔卫生，坚持每天早晚各刷牙1次。常用淡盐水漱口，食后必漱口，漱口水要反复在口中鼓动，以减少病菌滋生。

2. 冬瓜、西瓜、荸荠、芹菜、白萝卜等属于清胃火及清肝火的食物，可以多吃。还可以多食用橄榄、无花果、草莓、百合、石榴、南瓜、空心菜、金银花、西洋参等。不要食用爆米花、炒花生、荔枝、羊肉、鹅肉、白酒等。

3. 保持大便通畅，否则热度上攻也会导致牙痛。

对症按摩

精确取穴 ▶

1 承浆穴
　　位于人体的面部，当颏唇沟的正中凹陷处。

2 颧髎穴
　　面部，当目外眦直下，颧骨下缘凹陷处。

3 颊车穴
　　在下颌角前上方约1横指，按之凹陷处，当咀嚼时咬肌隆起的最高点。

4 阳溪穴
　　拇指上跷时，在腕背横纹桡侧两筋之间的凹陷处。

按摩步骤 ▶

◀◀◀ 1

按摩部位：**承浆穴**
按摩手法：**指压**
按摩时间：**2分钟**
按摩力度：★★

◀◀◀ 2

按摩部位：**颧髎穴**
按摩手法：**指压**
按摩时间：**2分钟**
按摩力度：★★

◀◀◀ 3

按摩部位：**颊车穴**
按摩手法：**指压**
按摩时间：**2分钟**
按摩力度：★★

◀◀◀ 4

按摩部位：**阳溪穴**
按摩手法：**指压**
按摩时间：**1分钟**
按摩力度：★★★

手把手教你做指压

方法一

> 指压下关穴位可消除上齿的肿痛

力度	节奏	时间／分钟
强	中	3

指压手法　　中指放在耳前的下关穴上，以中指来指压。指压重点是指腹贴紧脸颊按摩，施以略微会感到疼痛的力度来指压此穴。

方法二

> 牙齿肿痛时可指压下颌的颊车穴

力度	节奏	时间／分钟
中	中	3

指压手法　　拇指指腹置于颊车穴上，如果单是朝前方推压的话，手指没办法集中力量，所以最好将四指放在脸颊上以便施力。

方法三

> 刺激手腕的列缺穴位使肿痛完全消除

力度	节奏	时间／分钟
中	中	3

指压手法　　对于下齿的肿痛，刺激手腕靠近拇指侧的列缺穴最具效果。如下图用拇指按压，即可起到清肺泻火的作用，这无疑是一道神奇的妙方！

面瘫

病症概述

俗称"歪嘴巴"，又叫"面神经麻痹"或"面神经瘫痪"。疾病刚发作时，在耳下、耳后部等处有疼痛感。面部表情肌完全瘫痪者，前额皱纹消失、眼裂扩大，患侧不能做皱额、蹙眉、闭目、鼓气的动作。进食时齿颊间隙内会残留食物，或流涎。

● 病理病因

根据受损的部位不同，面神经麻痹可分为周围性面瘫和中枢性面瘫两种。周围性面瘫在临床上较为多见，病损位于脑干发出面神经后直至面部表情肌之间。另一种就是中枢性面瘫，病损位于脑干面神经核以上至大脑皮层之间，常常由脑梗死、脑出血、颅内肿瘤等引起。可伴有中枢系统的症状，如头痛、头晕、呕吐、意识丧失、偏瘫、失语、大小便失禁等。

食疗保健

| 防风粥 ▶ | 防风15克，葱白适量，粳米60克。前两味水煎取汁，去渣，粳米加水煮粥，待粥将熟时加入药汁，煮成稀粥，温服。 |

| 川芎白芷水炖鱼头 ▶ | 川芎9克，白芷9克，鳙鱼头500克，葱、胡椒、生姜、盐各适量。全部用料加水以大火烧沸，再以小火炖半小时，分早、晚食鱼喝汤。 |

| 红枣粥 ▶ | 红枣30克，粳米100克，冰糖适量。以上用料加水煮至熟烂成粥。本方能补气养血，适用于气血虚弱之口眼歪斜、气短乏力者。 |

● 健康贴士

1. 要以乐观平和的精神状态面对工作和生活，减轻心理压力，避免过度劳累，这样才可以预防面瘫。

2. 补钙很重要，可多吃排骨、深绿色蔬菜、海带、芝麻、水果、奶制品等富含钙质的食物。

3. 适当摄取香菜、西红柿、冬瓜、黄瓜、木瓜、苹果、杏、西瓜、葡萄等。

对症按摩

精确取穴 ▶

❶ 睛明穴
位于面部，目内眦稍内上方凹陷处。

❷ 巨髎穴
目正视，位于瞳孔直下，平鼻翼下缘处。

❸ 地仓穴
人体的面部，口角外侧，上直对瞳孔处。

❹ 天柱穴
斜方肌外缘的后发际凹陷处，后发际正中直上0.5寸，旁开1.3寸。

按摩步骤 ▶

‹‹‹ ①

按摩部位：**睛明穴**
按摩手法：**指压**
按摩时间：**2分钟**
按摩力度：★★

‹‹‹ ②

按摩部位：**巨髎穴**
按摩手法：**指压**
按摩时间：**2分钟**
按摩力度：★★

‹‹‹ ③

按摩部位：**地仓穴**
按摩手法：**指压**
按摩时间：**3分钟**
按摩力度：★★

‹‹‹ ④

按摩部位：**天柱穴**
按摩手法：**按揉**
按摩时间：**5分钟**
按摩力度：★★★

第七章　五官科疾病的指压按摩

110

本章看点

- 带下病
  常按气海、气冲、太冲、三阴交等穴，可辅助治疗带下病

- 女性更年期综合征
  常按中脘、头维、百会、风池等穴，可辅助缓解女性更年期综合征

- 痛经
  常按气海、关元、行间、水泉等穴，可辅助缓解痛经

- 闭经
  常按气海、归来、横骨、太冲等穴，可辅助治疗闭经

- 功能性子宫出血
  常按子宫、气海、血海、隐白等穴，可辅助治疗功能性子宫出血

- 月经不调
  常按气海、血海、太溪、公孙等穴，可辅助治疗月经不调

- 产后宫缩痛
  常按关元、中极等穴，可辅助治疗产后宫缩痛

- 产后腰腿痛
  常按命门、八髎等穴，可辅助治疗产后腰腿痛

- 妊娠呕吐
  常按风府、阳池等穴，可辅助治疗妊娠呕吐

- 产后缺乳
  常按曲池、少泽等穴，可辅助治疗产后缺乳

- 遗精
  常按中极、大赫、肾俞、八髎等穴，可辅助治疗遗精

- 阳痿
  常按命门、腰阳关、蠡沟、中封等穴，可辅助治疗阳痿

  ……

第八章
妇科、男科病的指压按摩

　　女性生殖系统所患的疾病叫妇科疾病，常见的有子宫肌瘤、阴道炎、宫颈炎、乳腺疾病、不孕症、月经不调等等。男性生殖泌尿系统的疾病叫男科疾病，主要有前列腺炎、前列腺增生、阳痿、早泄、遗精、膀胱炎、肾囊肿等。不管是"她"还是"他"，遇到这些难言之隐，都可以自己指压或按摩穴位来进行辅助治疗。

带下病

病症概述

白带是指女性阴道内白色或淡黄色的分泌物。在青春期、月经期、妊娠期时，白带可能增多，这些都属正常现象。如果白带比平时增多，颜色异常，有特别的腥臭味，并且伴有阴部瘙痒的症状，则是带下病。带下病是指女性带下量明显增多，颜色、气味异常，或伴腰酸怕冷、小便清长，或腹痛便干等症状，临床上以白带、清带、黄带比较常见。

● 病理病因

中医认为白带是因为脾气虚弱，肝气郁结，湿热下注而导致。白带分为多种类型。黄白色泡沫状白带，有酸臭味，大多伴有外阴瘙痒或刺痛，多为阴道滴虫感染，可由接触传染；乳白色凝块状白带，有时伴有外阴剧痒或刺痛，多是霉菌性阴道炎，多由于白色念珠菌（霉菌）感染，也可由接触传染所致。黏稠、黄色脓样分泌物，有时有赤带的多属于慢性宫颈炎；白带常带血丝，外阴部及阴道灼热不适，带多属于老年性阴道炎，是由绝经后阴道萎缩，抵抗力减弱受感染而引起的。

食疗保健

车前草炖猪肚 ▶ 车前草30克，猪肚30克，盐适量。将猪肚洗净切成小块，车前草洗净。将车前草、猪肚与水一起放入锅中，加入盐，用小火炖半小时即可食用。

白果黄豆鲫鱼汤 ▶ 鲫鱼1条（约250克），白果12克，黄豆30克，盐适量。白果去壳，洗净；黄豆洗净用清水浸1小时；鲫鱼宰杀后处理干净。把全部用料放入锅内，加适量清水，大火煮沸后，改小火煲2小时，加盐调味即可。

莲子炖乌鸡 ▶ 莲子50克，乌鸡肉200克，仙茅10克，盐适量。将莲子、仙茅、乌鸡肉洗净，乌鸡肉切小块。把全部材料一起放入锅内，加盖炖3小时，加盐调味即可。

● 健康贴士

1. 忌食生冷食物以及刺激性食物，如辣椒、茴香、洋葱、大蒜、白酒等。但可以食用乌鸡、麻雀肉、鳖、猪肚、芡实、肉苁蓉、枸杞子、白果、薏苡仁、冬瓜等滋阴、壮阳、收敛的食物。

2. 保持外阴干燥清洁，勤换洗内裤，经期尤其要注意阴部卫生。

3. 保持乐观情绪。

对症按摩

精确取穴 ▶

1 气海穴
　　位于前正中线上，脐下1.5寸。

2 气冲穴
　　位于人体的腹股沟稍上方，当脐中下5寸，距前正中线2寸。

3 太冲穴
　　位于人体脚背部，第1、2跖骨结合部之前凹陷处。

4 三阴交穴
　　小腿内侧，足内踝尖上3寸，胫骨内侧缘后方。

● 气海
● 关元
中极 ● 归来● ● 子宫
横骨 ● └●气冲

● 蠡沟
● 三阴交
公孙 ●● 太冲

按摩步骤 ▶

<<< **1**

按摩部位：**气海穴**
按摩手法：**按揉**
按摩时间：**3分钟**
按摩力度：★★

<<< **2**

按摩部位：**气冲穴**
按摩手法：**按揉**
按摩时间：**4分钟**
按摩力度：★★

<<< **3**

按摩部位：**太冲穴**
按摩手法：**按揉**
按摩时间：**2分钟**
按摩力度：★★★

<<< **4**

按摩部位：**三阴交穴**
按摩手法：**按揉**
按摩时间：**2分钟**
按摩力度：★★★★

111

女性更年期综合征

112

病症概述

又称"经断前后诸证"，是指更年期女性因卵巢功能减退，自主神经功能紊乱而出现的一系列症状，如目眩耳鸣、月经变化、面色潮红、心悸、失眠、乏力、抑郁、多虑、烦躁易怒、烘热汗出、五心烦热、倦怠乏面目及下肢水肿甚至情志失常等。

● 病理病因

中医将其病因归结为肾气衰退，冲任俱亏，阴阳失调。女性进入更年期后，家庭和社会环境的变化都可加重其身体和精神负担，使更年期综合征易于发生，或使原来已有的某些症状加重。有些本身精神状态不稳定的女性，更年期综合征就更为明显，甚至喜怒无常。更年期综合征虽然是由于性生理变化所致，但发病率高低与个人经历和心理负担有直接关系。

食疗保健

韭菜炒鸡肉 ▶

韭菜300克，鸡肉100克，猪腰60克，虾米20克，食用油、盐各适量。将韭菜用清水洗净，切成小段；鸡肉、猪腰洗净，切片；虾米也洗净。在锅中放油，放入以上材料一起炒熟，加盐调味即可。可佐餐用。

药材猪肝汤 ▶

丝瓜络30克，合欢花、山楂各15克，佛手、菊花、陈皮各8克，猪肝、麻油、盐、味精、料酒各适量。将猪肝洗净切片，各种药材加沸水浸泡1小时后去渣取汁。碗中放入猪肝片，加药汁和食盐、味精、料酒，蒸熟。将猪肝取出，放少许麻油调味食用，饮汤。

● 健康贴士

1. 安定情绪，避免暴怒、忧郁等不良情绪。
2. 注意经期卫生，保持外阴清洁。
3. 忌食生冷辛辣等刺激性食物，如胡椒、辣椒、芥末、葱、大蒜等。
4. 适当参加体育锻炼，调整作息，不要过度劳累。

揉揉捏压消百病全书

对症按摩

精确取穴 ▶▶

1 中脘穴

在上腹部，前正中线上，当脐中上4寸。

2 头维穴

头侧部，当额角发际上0.5寸，头正中线旁开4.5寸处。

3 百会穴

位于头部，当前发际正中直上5寸，或两耳尖连线中点处。

4 风池穴

位于后颈部，后枕骨下，两条大筋外缘陷窝中，相当于与耳垂齐平。

按摩步骤 ▶▶

◀◀◀ 1

按摩部位：**中脘穴**
按摩手法：**按揉**
按摩时间：**1分钟**
按摩力度：★★★

◀◀◀ 2

按摩部位：**头维穴**
按摩手法：**点按**
按摩时间：**3分钟**
按摩力度：★★★★

◀◀◀ 3

按摩部位：**百会穴**
按摩手法：**点按**
按摩时间：**3分钟**
按摩力度：★★★★

◀◀◀ 4

按摩部位：**风池穴**
按摩手法：**拿法**
按摩时间：**3分钟**
按摩力度：★★★★

第八章 妇科、男科病的指压按摩

112

手把手教你做指压

以捏、夹、抓三种手法来刺激手指

力度	节奏	时间／分钟
中	短	3

指压手法　从拇指开始以捏指尖的方法（参照步骤①②）刺激五个指尖，接着，再以夹指尖的方式刺激指尖如步骤③，最后再抓捏各手指连接的部位（指间）如步骤④。

方法二

用手肘重重地压肩井穴，可消除疲惫

力度	节奏	时间／分钟
强	中	5

指压手法　身体不舒服，且自己做指压又效果不明显时，可请他人代劳。一般用手肘按摩肩井穴效果最佳，将手肘置于肩井穴之后上方，慢慢地施力，不要让力度分散，这样才能充分达到治疗效果。

(112)

痛经

病症概述

痛经是指经期前后或行经期间，出现下腹部痉挛性疼痛，恶心呕吐，全身不适的现象。原发性痛经指生殖器官并没有明显的异常而出现痛经的现象。继发性痛经则是由于生殖器官的病变导致的痛经，如子宫内膜异位症、盆腔炎、肿瘤等。

● 病理病因

痛经经常是由于气滞、血淤、寒凝造成的。中医认为痛经时邪气内伏或精血素亏，正值经期前后的胞宫气血运行不畅，"不通则痛"，或胞宫失于濡养，故使痛经发作。子宫颈管狭窄导致月经外流受阻也可引起痛经；子宫发育不良容易造成子宫缺血、缺氧而引起痛经；子宫位置异常也可影响经血通畅而导致痛经。

食疗保健

三七佛手炖鸡 ▶ 鸡肉150克，三七15克，佛手10克，红枣5颗，盐适量。选鲜嫩鸡肉，洗净，切块；三七、佛手洗净；红枣去核，洗净备用。把全部用料放入炖锅中，加适量开水，加盖隔水用小火炖3小时，加盐调味即可食用。

肉桂甜粥 ▶ 肉桂3克，粳米100克，红糖适量。将肉桂用清水洗净，放到一边备用；粳米也用清水淘洗干净。在粳米中加适量水，煮沸后再加入肉桂及红糖，一同煮为粥，即可食用。

● 健康贴士

1. 先用逆时针摩法按摩小腹，再进行穴位按摩，治疗效果更好。

2. 避免一切生冷及不易消化和刺激性的食物，如辣椒、生葱、生蒜、胡椒、烈性酒、咖啡、浓茶、可乐、巧克力等。

3. 经期避免感受风寒，忌冒雨涉水。

4. 注意调节情志，消除恐惧焦虑等情绪。

5. 月经期间避免进行剧烈运动和过重的体力劳动。

第八章 妇科、男科病的指压按摩

对症按摩

精确取穴

1 气海穴
　　位于下腹部，前正中线上，当脐中下1.5寸。

2 关元穴
　　位于下腹部，前正中线上，当脐中下3寸。

3 行间穴
　　脚第1、2趾趾蹼缘上方赤白肉处的凹陷中。

4 水泉穴
　　位于太溪穴直下1寸的凹陷处。

按摩步骤

按摩部位：	**气海穴**
按摩手法：	**按揉**
按摩时间：	**2分钟**
按摩力度：	★★★

按摩部位：	**关元穴**
按摩手法：	**按揉**
按摩时间：	**2分钟**
按摩力度：	★★★

按摩部位：	**行间穴**
按摩手法：	**指压**
按摩时间：	**2分钟**
按摩力度：	★★★

按摩部位：	**水泉穴**
按摩手法：	**指压**
按摩时间：	**2分钟**
按摩力度：	★★★

揉揉捏压消百病全书

手把手教你做指压

方法一

以惯用的那只手朝胫骨方向刺激三阴交穴

力度	节奏	时间／分钟
中	中	5

指压手法　　　两手抓住脚，以左右拇指重叠的手势来指压三阴交穴，以惯用的那只手的拇指在下面朝胫骨方向施力，会比较有效果。

方法二

用圆珠笔指压血海穴

力度	节奏	时间／分钟
中	中	5

指压手法　　　首先坐在地板上，一条腿弯曲，接着用手指按压血海穴或是用圆珠笔来加强刺激。当指压深入穴位时，大腿及膝盖都会有刺痛感。

● 爱心小提示

温热双脚让症状减轻

　　指压前，如果脚尖是冰冷的，可先将双脚泡在热水里，待脚部温热后再进行指压。将热水倒满小脸盆，慢慢地温热双脚。泡澡时，可调整水至适当温度，不论是用来温热双脚或是将腰部以下都泡在温水中，都相当有效。待脚温热后，日后的生理痛也会减轻许多。

113

闭经

> **病症概述**
>
> 闭经是指女性年满18岁，而月经尚未初潮，或已来月经又中断达3个月以上的月经病。气血亏虚者月经来潮后闭止，头晕耳鸣，腰膝酸软；阴虚内热会使月经逐渐变少，最后闭经，多伴五心烦热，潮热盗汗；气滞血淤型闭经还会伴有胸胁及小腹胀痛。

● 病理病因

消耗性疾病，如重度肺结核、严重贫血、营养不良等；体内内分泌紊乱的影响，如肾上腺、甲状腺、胰腺等功能紊乱，均可能引起闭经。生殖器官不健全或发育不良、结核性子宫内膜炎以及脑垂体或下丘脑功能不正常等原因都可能导致闭经。子宫颈、阴道、处女膜、阴唇等处先天性闭锁，或后天损伤造成粘连性闭锁，会导致假性闭经。

食疗保健

桃仁牛血汤 ▶ 桃仁10克，鲜牛血200克，盐少许。将牛血切块，与桃仁加清水适量煲汤，食用时加少许盐调味。

黑木耳核桃糖 ▶ 黑木耳120克，核桃仁120克，红糖200克，料酒适量。将黑木耳、核桃仁碾末，加入红糖和料酒拌匀，用瓷罐装封。每次服30克，1日2次。

红糖姜汤 ▶ 老姜5克，红糖15克。老姜磨成泥备用，把红糖放入沸水中搅拌，完全溶解后放入姜泥搅拌均匀，水再开时即可熄火，趁热饮用。

● 健康贴士

1. 适当锻炼身体，合理安排工作，避免劳累及精神紧张，保持情绪稳定。

2. 注意免受风寒，忌食生冷、刺激性食物。

3. 注意月经期、产褥期的卫生保健，预防闭经。

4. 平时注意饮食均衡，营养不良者，应调节饮食结构，加强营养。

对症按摩

① 气海穴
位于下腹部，前中线上，当脐中下1.5寸。

② 归来穴
下腹部，当脐中下4寸，距前正中线2寸处。

③ 横骨穴
下腹部，当脐中下5寸，前正中线旁开0.5寸。

④ 太冲穴
位于人体脚背部，第1、2跖骨结合部之前凹陷处。

按摩步骤 ▶▶

◀◀◀ 1

按摩部位：**气海穴**
按摩手法：**按揉**
按摩时间：**2分钟**
按摩力度：★★★

◀◀◀ 2

按摩部位：**归来穴**
按摩手法：**按揉**
按摩时间：1分钟
按摩力度：★★★

◀◀◀ 3

按摩部位：**横骨穴**
按摩手法：**按揉**
按摩时间：1分钟
按摩力度：★★★

◀◀◀ 4

按摩部位：**太冲穴**
按摩手法：**指压**
按摩时间：1分钟
按摩力度：★★★

第八章 妇科、男科病的指压按摩

114

功能性子宫出血

功能性子宫出血，简称"功血"。表现为月经量增多，经期延长或不规则阴道出血。还会出现头晕、心悸、失眠或急躁易怒。分为无排卵型功能性子宫出血和排卵型功能性子宫出血。无排卵型功能性子宫出血在中医范畴被称为"崩漏"。

病理病因

青春期功能性子宫出血是由于性腺轴还未完全成熟，容易受营养、精神因素等情况影响。更年期功能性子宫出血比较多见，器质性病变的可能性很大。月经失去其正常有规律的周期，代之以不同频率的经量过多，经期延长，或表现为不规律的子宫出血，时流时止，血量也时多时少。无排卵型功能性子宫出血一般无疼痛，失血过多时常伴有贫血。

食疗保健

红糖黑木耳 ▶ 黑木耳120克(用水泡发)，红糖60克。加水将黑木耳煮熟，加入红糖拌匀。1次服完，连服7天为1个疗程。

玉米须猪肉汤 ▶ 玉米须30克，猪肉250克。将玉米须和猪肉同煮，待肉熟后食肉喝汤。每日1剂。

乌梅红糖汤 ▶ 乌梅15克，红糖30克。将乌梅、红糖一起放入锅内加水250毫升，煎至剩150毫升，去渣温服。

健康贴士

1. 饮食忌用滋腻、温热动火之物，应多食绿叶蔬菜和有止血作用的食物。可多吃具有滋补阴血作用的食物，如乌鸡、桂圆、红枣、枸杞子等。

2. 青春期女性随着身体发育的需要，能量消耗增大，需要增加营养以满足身体发育的需要。

3. 注意休息，出血量多的时候，可以采取头低足高位。

4. 在按摩穴位时，分别用摩法和擦法，按摩腹部和腰骶部，治疗效果更好。

对症按摩

① 子宫穴
在下腹部，当脐中下4寸，中极穴旁开3寸。

② 气海穴
位于下腹部，前正中线上，当脐中下1.5寸。

③ 血海穴
在大腿内侧，髌底内侧缘上2寸，股四头肌内侧头的隆起处即是。

④ 隐白穴
足第1趾内侧，趾甲根角旁0.1寸。

‹‹‹ 1

按摩部位：**子宫穴**
按摩手法：**按揉**
按摩时间：**3分钟**
按摩力度：★★★

‹‹‹ 2

按摩部位：**气海穴**
按摩手法：**按揉**
按摩时间：**2分钟**
按摩力度：★★★

‹‹‹ 3

按摩部位：**血海穴**
按摩手法：**按揉**
按摩时间：**2分钟**
按摩力度：★★★

‹‹‹ 4

按摩部位：**隐白穴**
按摩手法：**指按**
按摩时间：**2分钟**
按摩力度：★★★

第八章 妇科、男科病的指压按摩

115

月经不调

病症概述 月经不调是指由于卵巢功能不正常所引起的月经周期超前或延后，行经日期的紊乱，或者经量过多或过少。由于卵巢激素的作用，使子宫内膜起周期性变化后，周期性的子宫内膜破裂出血，就成为月经。第一次月经称初潮，现代女性月经初潮平均在12.5岁，绝经年龄通常在45~55岁之间。

● 病理病因

月经提前、经量较多、颜色鲜红，口干，便秘，舌质红是因为血热；月经提前、经量较少、颜色鲜红，头晕，耳鸣，腰酸，是因为虚热；经期延后、经量少、颜色暗淡，怕冷，舌苔发白，是因为虚寒；经期提前、经量较多、颜色淡，面色苍白，无力，是因为气虚；经期提前或延后、颜色淡，头晕，体虚，舌淡苔白，是因为脾虚。

食疗保健

鸡蛋马齿苋汤 ▶ 马齿苋250克，鸡蛋2个，盐适量。将马齿苋用清水洗净，鸡蛋煮熟后去掉壳。将马齿苋、鸡蛋放入锅内一起煮5分钟，放入盐调味即可食用。每日1剂，分2次服用，吃蛋喝汤。

豆豉羊肉汤 ▶ 豆豉50克，羊肉100克，生姜15克，盐适量。将羊肉用清水洗净，切成块。豆豉、羊肉、生姜同放入砂锅中煮至熟烂，加盐调味即可。每次月经前1周开始服用，连服1周。

● 健康贴士

1. 保持精神愉快，避免精神刺激和情绪波动。
2. 注意卫生，预防感染，注意外生殖器的卫生清洁。
3. 经血量多者忌食红糖。月经前绝对不能有性生活，还要注意保暖。
4. 内裤宜选柔软、棉质、通风透气性能良好的，要勤洗勤换，换洗的内裤要放在阳光下晒干。

对症按摩

精确取穴 ▶

1 气海穴
位于前正中线上，脐下1.5寸。

2 血海穴
屈膝，在大腿内侧，髌底内侧缘上2寸，股四头肌内侧头的隆起处。

3 太溪穴
足内侧，内踝后方与跟腱之间的凹陷处。

4 公孙穴
足内侧第1跖骨基底部前下缘，第1趾关节后1寸处。

按摩步骤 ▶

1
按摩部位：气海穴
按摩手法：按揉
按摩时间：3分钟
按摩力度：★★★

2
按摩部位：血海穴
按摩手法：指按
按摩时间：2分钟
按摩力度：★★★

3
按摩部位：太溪穴
按摩手法：指压
按摩时间：3分钟
按摩力度：★★★

4
按摩部位：公孙穴
按摩手法：指压
按摩时间：3分钟
按摩力度：★★★

第八章 妇科、男科病的指压按摩

116

产后宫缩痛

病症概述

在产褥早期因宫缩引起下腹部阵发性剧烈疼痛，恶露排出增多，而且在哺乳时小腹部的疼痛还会有所加重，这种病症在医学上叫做产后宫缩痛。

● 病理病因

产后宫缩痛一般在产后1~2日内出现，持续2~3日后自然消失，多见于经产妇。产后宫缩痛的主要原因是由于子宫收缩。产后子宫要通过收缩，才能逐渐恢复到正常大小。多胎产妇及经产妇的痛感更强烈。

对症按摩

精确取穴 ➡

关元穴
位于下腹部，前正中线上，当脐中下3寸。

● 健康贴士

轻揉子宫，以促进宫腔内残余物质排出。用热水袋热敷小腹部，每次敷半个小时。按摩小腹，使子宫肌肉暂时放松，都可以缓解疼痛。

中极穴
下腹部，前正中线上，当脐中下4寸。

按摩步骤 ➡

1	
按摩部位：	**关元穴**
按摩手法：	**按揉**
按摩时间：	**2分钟**
按摩力度：	★★★

2	
按摩部位：	**中极穴**
按摩手法：	**按揉**
按摩时间：	**2分钟**
按摩力度：	★★★

产后腰腿痛

病症概述　产妇分娩之后，发生与产褥有关的腰腿疼痛，称为产后腰腿痛。多以腰、臀和腰骶部疼痛为主，部分患者伴有一侧腿痛。疼痛部位多在下肢内侧或外侧，可伴有双下肢沉重、酸软等症。

● 病理病因

　　产后休息不当，过早持久站立和端坐，致使松弛了的骶髂韧带不能恢复，造成劳损。分娩过程中引起骨盆各种韧带损伤，加上产后过早劳动和负重，增加了骶髂关节的损伤机会，引起关节囊周围组织粘连，妨碍了骶髂关节的正常运动。

对症按摩

精确取穴 ▶▶

● 肝俞
● 三焦俞
命门● ● 肾俞
● 上髎
● 次髎
● 中髎
● 下髎
● 承扶

① 命门穴
　　在第2腰椎棘突下，肚脐正后方处。

② 八髎穴
　　位于1、2、3、4骶后孔中，左右共8穴。

● 健康贴士

　　产后要注意休息，不可过度劳累，不要过早持久站立和端坐，更不要负重。产后要避风寒、慎起居，每天坚持做产后操。

按摩步骤 ▶▶

◀◀◀ 1

按摩部位：**命门穴**
按摩手法：**按揉**
按摩时间：**5分钟**
按摩力度：★★★

◀◀◀ 2

按摩部位：**八髎穴**
按摩手法：**按揉**
按摩时间：**5分钟**
按摩力度：★★★

第八章　妇科、男科病的指压按摩

妊娠呕吐

病症概述

妊娠呕吐是妊娠早期最常见的症状。是指受孕后2~3个月之间，反复出现的以恶心、呕吐、头晕厌食或食入即吐为主要症状的孕期病症。

● 病理病因

孕妇阴血用以养胎，肝血不足，肝失所养，肝气偏旺，可能导致呕吐。或因恼怒伤肝，肝气犯胃致呕吐。孕妇恶心、呕吐现象的产生，主要是由于增多的雌激素对胃肠内平滑肌的刺激作用所致。家庭、社会环境因素的刺激、孕妇个人性格及情绪因素对妊娠呕吐都有影响。

对症按摩

精确取穴 ▶

① 风府穴

位于项部，当后发际正中直上1寸，枕外隆突直下，两侧斜方肌之间凹陷处。

● 健康贴士

避免使孕妇闻到异味。调整饮食，少食多餐，适当增加酸味、咸味和有助于消化吸收的食物。饮食忌辛辣、油腻，不可盲目追求高营养。

阳池穴

在腕背横纹中，当指总伸肌腱的尺侧缘凹陷处。

② 按摩步骤 ▶▶

		‹‹‹ 1
按摩部位：	风府穴	
按摩手法：	指压	
按摩时间：	3分钟	
按摩力度：	★★	

		‹‹‹ 2
按摩部位：	阳池穴	
按摩手法：	指压	
按摩时间：	3分钟	
按摩力度：	★★★	

产后缺乳

病症概述

产妇在产后哺乳期乳汁少或完全无乳，称为"缺乳"，也被称为"乳汁不足"，多发生在产后两三天至半个月内，也有可能发生在整个哺乳期。临床上以初产妇发生缺乳最为常见。

◉ 病理病因

乳汁的分泌与产妇的精神、情绪、营养状况以及休息情况等都有关系。任何精神上的刺激如忧虑、惊恐、悲伤、烦恼等，都会减少乳汁分泌。乳汁过少可能是由乳腺发育差，产后出血过多或情绪欠佳等因素引起，一些疾病如腹泻、便溏等也可使产妇乳汁缺少，或乳汁不能畅流导致缺乳。

对症按摩

精确取穴 ▶▶

❶

曲池穴
屈肘成直角,在肘横纹外侧端与肱骨外上髁连线中点处。

◉ 健康贴士

产妇在哺乳期应加强营养，多食高蛋白食物以及新鲜蔬菜、水果，少食肥甘厚味。产前可用温水清洗乳头，按摩乳房，乳头凹陷时，用干净手指拉伸。按时哺乳，早哺乳，哺乳期注意乳房的清洁卫生。

少泽穴
小指尺侧指甲角旁0.1寸。

❷

图中标注穴位：肝俞、曲池、三焦俞、肾俞、上髎、次髎、中髎、下髎、阳池、承扶、少泽

按摩步骤 ▶

◀◀◀ ①

按摩部位：**曲池穴**
按摩手法：**指压**
按摩时间：**2分钟**
按摩力度：★★★

◀◀◀ ②

按摩部位：**少泽穴**
按摩手法：**指压**
按摩时间：**2分钟**
按摩力度：★★★

遗精

病症概述

遗精是指不因性生活而精液遗泄的病症。多是因为神经衰弱、劳伤心脾；或者性交过频、肾虚不固，以及色欲过度等所致。并有头晕、神疲乏力、腰酸腿软、多梦、盗汗、烦热等症状。根据临床可分为生理性遗精和病理性遗精。

● 病理病因

本病为情绪失调、房劳过度等导致肾精不固或湿热内扰所致。如因纵欲过度，精气虚损；或因思虑忧郁、精神紧张、情志失调、肝气郁结、湿热下注而导致本病。有梦而遗，名为"梦遗"，无梦而遗，或清醒时精液自行滑出，称为"滑精"。多因肾虚精关不固，或心肾不交，或湿热下注所致。现代医学在病因上分为包茎、包皮过长、尿道炎、前列腺疾患等。

食疗保健

三味鸡蛋汤 ▶ 鸡蛋1个，去心莲子、芡实、山药各9克，冰糖适量。将莲子、芡实、山药加水熬成药汤，加入鸡蛋煮熟，汤内再加入冰糖即可食用。

莲子百合煲肉 ▶ 莲子、百合各10克，猪瘦肉200克，盐适量。将莲子去心，百合洗净，猪瘦肉洗净切片。将莲子、百合、猪瘦肉放入锅中，加适量水，用小火煲熟，加盐调味后服用。

银耳山药羹 ▶ 白糖15克，水淀粉8毫升，鲜山药200克，银耳100克。山药去皮切丁；银耳泡发切末。所有材料放入锅中，煮开后转小火熟透，用白糖调味，加入水淀粉勾芡即可。

● 健康贴士

1. 勿随意服用补肾药，有时越补遗精越多。治疗遗精频繁，应养成良好的生活习惯，保持心情舒畅，积极参加健康的体育活动以排除杂念。节制性欲，戒除频繁手淫，避免接触色情类书刊影片，防止过度疲劳及精神紧张。

2. 睡眠时，棉被不要盖得太厚太暖，内裤不宜过紧。

3. 注意少食辛辣刺激性食物及香烟、酒、咖啡。平时可以多吃一些有补肾固精作用的食品，如芡实、石榴、莲子、核桃仁、白果等。

对症按摩

精确取穴 ▶

❶ 中极穴
　　下腹部，前正中线上，当脐中下4寸。

❷ 大赫穴
　　脐下4寸，前正中线旁开0.5寸。

❸ 肾俞穴
　　在腰部，第2腰椎棘突下，旁开1.5寸。

❹ 八髎穴
　　位于1、2、3、4骶后孔中，左右共8穴。

按摩步骤 ▶

‹‹‹ 1
按摩部位：**中极穴**
按摩手法：**按揉**
按摩时间：**2分钟**
按摩力度：★★★

‹‹‹ 2
按摩部位：**大赫穴**
按摩手法：**指揉**
按摩时间：**2分钟**
按摩力度：★★★

‹‹‹ 3
按摩部位：**肾俞穴**
按摩手法：**按揉**
按摩时间：**3分钟**
按摩力度：★★★★

‹‹‹ 4
按摩部位：**八髎穴**
按摩手法：**按揉**
按摩时间：**3分钟**
按摩力度：★★★★

第八章　妇科、男科病的指压按摩

121

阳痿

病症概述

阳痿是指在未到性功能衰退时期，男性在有性欲要求时，阴茎不能勃起或勃起不坚，或者虽然有勃起也有一定程度的硬度，但不能保持足够时间的性交。阴茎完全不能勃起叫完全性阳痿，阴茎虽能勃起但其硬度不够称不完全性阳痿，从发育开始后就发生阳痿者称原发性阳痿。

● 病理病因

功能性原因为慢性病、体质衰弱或过度疲劳引起的身体衰弱或神经衰弱。害怕导致女方怀孕、性交环境不良、夫妇感情冷淡或自慰过多而担心性功能有问题等精神因素也能造成阳痿。器质性阳痿的原因是内分泌障碍、血运不足和神经障碍等。

食疗保健

鲜羊肉粥 ▶ 新鲜羊肉200克，粳米适量。羊肉与粳米一同煮粥。可佐餐食用。温服，适于在秋冬季节服用。本品能益气血、补虚损、暖脾胃、治阳痿。

龟肉鱼鳔汤 ▶ 龟肉150克，鱼鳔30克，盐、味精各适量。先将龟肉洗干净，切成小块；鱼鳔洗去腥味，切碎。将龟肉、鱼鳔同入砂锅，加适量水，武火烧沸后，用文火慢炖。待肉熟后，加入盐、味精调味即可。

● 健康贴士

1. 长期房事过度，是导致阳痿的原因之一，所以要适当节制性欲。

2. 精神性阳痿的人往往缺乏自尊、自信心，充满自卑感，抑郁或体像感很差。因此，要改善不良情绪或自卑懦弱的性格，正确认识性。

3. 应选择具有补肾填精作用的食物，或选择具有温补肾阳作用的食物。勿食生冷性寒的食物，勿食辛辣刺激性食物。

4. 注意补充营养，摄入足量的钙、磷及维生素A、维生素C、维生素E等营养素。

对症按摩

精确取穴 ▶▶

1 命门穴
　　在第2腰椎棘突下，肚脐正后方处。

2 腰阳关穴
　　位于第4腰椎棘突下凹陷处。

3 蠡沟穴
　　在小腿内侧，当足内踝尖上5寸，胫骨内侧面的中央。

4 中封穴
　　人体的足背侧，足内踝前1寸处。

按摩步骤 ▶▶

<<< 1

按摩部位：**命门穴**
按摩手法：**按揉**
按摩时间：**3分钟**
按摩力度：★★★★

<<< 2

按摩部位：**腰阳关穴**
按摩手法：**按揉**
按摩时间：**3分钟**
按摩力度：★★★★

<<< 3

按摩部位：**蠡沟穴**
按摩手法：**指压**
按摩时间：**2分钟**
按摩力度：★★★

<<< 4

按摩部位：**中封穴**
按摩手法：**指压**
按摩时间：**2分钟**
按摩力度：★★★

122

早泄

病症概述

早泄是指阴茎插入阴道后，在女性尚未达到性高潮，性交时间短于2分钟，因男性提早射精而出现的性交障碍。临床上把阴茎勃起未进入阴道即射精诊断为早泄；而能进入阴道进行性交者，如果没有抽动几下就很快射精，也叫做早泄。早泄患者通常还伴有腰膝酸软、体倦乏力、头晕耳鸣、夜尿频多、白天无神、夜间无力、畏寒怕冷、神疲消瘦等症状。

● 病理病因

过度兴奋或紧张、过分疲劳、心情郁闷，饮酒之后行房、房事不节、丈夫对妻子存在恼怒等情绪，或对妻子过分的害怕、敬重，自身存在自卑心理等都是诱发早泄的因素。外生殖器先天畸形、包茎、龟头或包皮的炎症、脊髓肿瘤、尿道炎、阴茎炎、慢性前列腺炎等都可能反射性地影响脊髓中枢，引起早泄。

食疗保健

牛鞭汤 ▶ 牛鞭1副，生姜1块，盐适量。牛鞭切段，放入沸水中汆烫，捞出洗净；生姜洗净切片。将牛鞭、姜片放入锅中，加水没过材料，以大火煮开后转小火慢炖30分钟，起锅前加盐调味即可。

苁蓉羊肉粥 ▶ 肉苁蓉15克，羊肉80克，粳米100克，盐适量，葱花少许，生姜3片。分别将肉苁蓉、羊肉洗净切成细丝。先用砂锅煎肉苁蓉取汁去渣，放入羊肉、粳米同煮。煮沸后，再加入盐、姜片、葱花煮为稀粥。适于冬天服用，以5～7天为1个疗程。

● 健康贴士

1. 性生活要做到放松，切勿纵欲，勿疲劳后行房。
2. 调节饮食结构，保证充足的睡眠，不酗酒吸烟，不憋尿等。
3. 多食具有补肾固精作用的食物，如牡蛎、核桃仁、芡实、栗子、鳖、鸽蛋、猪腰等。

对症按摩

精确取穴 ▶▶

1 气海穴　位于前正中线上，脐下1.5寸。

2 关元穴　位于下腹部，前正中线上，当脐中下3寸。

3 中极穴　位于下腹部，前正中线上，当脐中下4寸。

4 肾俞穴　在腰部，第2腰椎棘突下，旁开1.5寸。

按摩步骤 ▶▶

◀◀◀ 1

按摩部位：**气海穴**
按摩手法：**指压**
按摩时间：**2分钟**
按摩力度：★★

◀◀◀ 2

按摩部位：**关元穴**
按摩手法：**指压**
按摩时间：**2分钟**
按摩力度：★★

◀◀◀ 3

按摩部位：**中极穴**
按摩手法：**指压**
按摩时间：**2分钟**
按摩力度：★★

◀◀◀ 4

按摩部位：**肾俞穴**
按摩手法：**指压**
按摩时间：**2分钟**
按摩力度：★★★

第八章　妇科、男科病的指压按摩

123

前列腺炎

病症概述

常伴有尿急、尿频、尿时会阴部疼痛，余尿不尽，尿白浊，并有炎性分泌物从尿道排出，及神疲乏力、腰膝怕冷等症状。经常并发急性膀胱炎等。

● 病理病因

急性炎症病变严重或未彻底治疗会转为慢性前列腺炎。性生活不正常、长时间骑自行车、骑马或久坐，前列腺按摩过重或过于频繁都会造成前列腺充血，而引发前列腺炎。尿液刺激，淋球菌、非淋球菌等病原微生物感染等也有可能引发前列腺炎。

对症按摩

精确取穴 ▶

中封穴
人体的足背侧，足内踝前1寸处。

● 健康贴士

按摩前列腺时，用力不宜过大，时间不宜太长，次数不宜过于频繁。急性前列腺炎患者不可按摩。注意劳逸结合，久坐会影响局部血运，所以不要长时间骑自行车、打麻将等。

水泉穴
位于太溪穴直下1寸凹陷处。

按摩步骤 ▶

≪≪ 1

按摩部位：中封穴
按摩手法：指压
按摩时间：3分钟
按摩力度：★★★

≪≪ 2

按摩部位：水泉穴
按摩手法：指压
按摩时间：2分钟
按摩力度：★★★

揉揉捏压消百病全书

性欲低下

病症概述

性欲低下指持续或反复对性生活欲望不足甚至完全缺乏。可分为完全性性欲低下和境遇性性欲低下。每月仅性生活一次或不足一次，只在配偶要求时被动服从叫做完全性性欲低下。某一特定环境或某一特定时性伴侣缺乏性欲叫做境遇性性欲低下。

● 病理病因

包茎、阴茎硬结症、阴茎发育不全等使性交困难，久之可能导致性欲低下；生殖腺功能低下、甲状腺功能低下或亢进等疾病都可导致性欲的减退；精神抑郁、恐惧心情、精神过敏症，还有生活压力等均可引起性欲低下。

对症按摩

精确取穴 ▶

● 健康贴士

富含微量矿物质锌、砷的食品，能提升精子活性，增强性欲，可适量多食。嫩的生姜以及红色小辣椒，可以有效改善血液循环，刺激末梢神经，提高性欲的快感。

❶ 阴陵泉穴
小腿内侧，胫骨内侧髁后下方凹陷处。

❷ 蠡沟穴
小腿内侧，当足内踝尖上5寸，胫骨内侧面的中央。

按摩步骤 ▶

◀◀◀ 1
按摩部位：**阴陵泉穴**
按摩手法：**按揉**
按摩时间：**2分钟**
按摩力度：★★★

◀◀◀ 2
按摩部位：**蠡沟穴**
按摩手法：**按揉**
按摩时间：**1分钟**
按摩力度：★★★

第八章 妇科、男科病的指压按摩

本章看点

- 小儿腹泻
  常按神阙、中脘、关元、足三里等穴，可辅助治疗小儿腹泻
- 小儿夜啼
  常按劳宫、百会、肝俞、心俞等穴，可辅助治疗小儿夜啼
- 小儿疳积
  常按中脘、天枢、大肠俞、胃俞等穴，可辅助治疗小儿疳积
- 小儿咳嗽
  常按天宗、太阳、风门、大椎等穴，可辅助治疗小儿咳嗽
- 小儿遗尿
  常按膀胱俞、白环俞等穴，可辅助治疗小儿遗尿
- 小儿发热
  常按大椎、风门等穴，可辅助治疗小儿发热
- 小儿痢疾
  常按足三里、上巨虚等穴，可辅助治疗小儿痢疾
- 小儿食积
  常按中脘、神阙等穴，可辅助治疗小儿食积

第九章
小儿疾病的指压按摩

　　小儿身体娇嫩，抗病能力差，所以也容易发病。在小儿患病后，用按摩来治疗可以免除打针、吃药之苦，而且没有毒副作用。本章针对小儿常见病，提供了简单易操作的指压按摩手法，比如治疗小儿腹泻的按摩手法是：先用较轻的力度按揉小儿的中脘穴、神阙穴、关元穴各1分钟，再以适中的力度用推法按摩小儿的足三里穴2分钟。

小儿腹泻

揉揉捏压消百病全书

病症概述

轻症小儿腹泻物呈稀糊状、蛋花汤样或水样，可有少许黏冻，但无脓血，每日腹泻数次到十多次。患儿大便前可能啼哭，似有腹痛状，亦可有轻度恶心呕吐。重症患儿1天可以腹泻十多次甚至20次以上，伴有呕吐，高热，体倦，嗜睡等现象。

● 病理病因

婴幼儿消化系统发育不成熟，分泌的消化酶较少，消化能力还比较弱，容易发生腹泻。再者，婴幼儿神经系统对胃肠的调节功能也比较差，所以，如果饮食稍有改变，比如对添加的辅助食物不适应，短时间添加的种类太多或者一次喂得太多，突然断奶；或者饮食不当，吃了不易消化的蛋白质食物；天气的突然变化，过冷或过热，都可引起小儿腹泻。

食疗保健

藕楂泥 ▶ 鲜山楂5个，莲藕粉适量。把山楂煮后去皮及核，与水一起煮10分钟后，用纱布滤取汤汁，放到鲜藕粉中，拌匀，食用。主治因饮食肥腻引起的小儿腹泻。

焦米汤 ▶ 大米适量。把清洁的米炒至黄色，再按照1:10的比例加入水，煮45分钟，过滤后即可服用。

赤小豆鹌鹑蛋汤 ▶ 鹌鹑蛋2个，赤小豆适量。上述材料加水同煮，熟后吃蛋喝汤，早晚各1次。

● 健康贴士

1. 穴位按摩前，配合摩腹和揉脐，穴位按摩后对小儿进行捏脊按摩，治疗效果更好。

2. 注意气候变化，适当加减衣服，避免小儿着凉或者过热。注意小儿锻炼，增强小儿体质，提高小儿自身抵抗力。

3. 母乳是6个月以内婴儿最健康的食物，所以最好是母乳喂养。断奶之前给小儿喂食的辅助食物，要循序渐进，逐渐增加，使小儿有适应的过程。

对症按摩

 精确取穴 ▶▶

① 神阙穴
位于人体的中腹部，脐中央。

② 中脘穴
在上腹部，前正中线上，当脐中上4寸。

③ 关元穴
位于下腹部，前正中线上，当脐中下3寸。

④ 足三里穴
外膝眼下3寸，胫骨前嵴外1横指处。

 按摩步骤 ▶▶

‹‹‹ 1

按摩部位：**神阙穴**
按摩手法：**指揉**
按摩时间：**1分钟**
按摩力度：★★

‹‹‹ 2

按摩部位：**中脘穴**
按摩手法：**指揉**
按摩时间：**1分钟**
按摩力度：★★

‹‹‹ 3

按摩部位：**关元穴**
按摩手法：**指揉**
按摩时间：**1分钟**
按摩力度：★★

‹‹‹ 4

按摩部位：**足三里穴**
按摩手法：**掌推**
按摩时间：**2分钟**
按摩力度：★★★

第九章 小儿疾病的指压按摩

126

小儿夜啼

小儿每到夜间间歇啼哭或持续不已，甚至通宵达旦，而白天一切正常，就是"夜啼症"。民间俗称这类小儿为"夜啼郎"。脾寒夜啼的患儿啼哭声软，用手按着腹部，手脚发冷，伴有腹泻；心热夜啼的患儿面红耳赤，烦躁不安，哭声粗壮，便秘，小便短黄；食积夜啼的患儿夜间阵发啼哭，腹部胀满，呕吐，大便酸臭。

● 病理病因

小儿在饥饿、尿布潮湿、有便意、室温过高或过低、被子过厚、强大音响的刺激等情况下的啼哭，都是生理性啼哭，家长不必过分担心。需要注意的是病理性夜啼。先天不足，后天失调引起的脾胃虚寒，使患儿气血不通，入夜后腹痛而啼哭；患儿心热导致心火太盛，内热烦躁，不能安睡所以啼哭；母乳喂养或食物不节制，导致患儿乳食积滞，腹部胀痛不能安眠所以啼哭。

食疗保健

猪骨干姜汤 ➡ 猪骨头150克，干姜5克。上述材料加水同煮成汤，每日喝汤1次。

冰糖百合汤 ➡ 百合15克，冰糖适量。上述材料加水同煮熟后服用。

桂心粥 ➡ 粳米100克，桂心米3克，红糖适量。粳米加水煮粥，等粥将熟时，加桂心米，熟后加红糖即可食用。

● 健康贴士

1. 夜啼既可由于疾病所引起，也可是生理性的。因此，对于小儿的夜啼，家长应仔细地观察护理。在排除了饥饿、尿布潮湿等生理性原因后，如果小儿仍有夜啼，应请医生检查，找出原因给予治疗。

2. 养成小儿良好的睡眠习惯。夜间要保持环境安静平和，以免小儿受到惊吓。孕妇和乳母不宜多吃性寒凉或辛辣的食物。

3. 饮食温度适中，注意小儿腹部的保暖。

对症按摩

① 劳宫穴　　手掌心，握拳屈指时中指指端所指处。

② 百会穴　　位于头部，当前发际正中直上5寸或两耳尖连线中点处。

③ 肝俞穴　　在背部，第9胸椎棘突下，旁开1.5寸。

④ 心俞穴　　在背部，第5胸椎棘突下，旁开1.5寸。

<<< 1

按摩部位：**劳宫穴**
按摩手法：**按揉**
按摩时间：**2分钟**
按摩力度：★★

<<< 2

按摩部位：**百会穴**
按摩手法：**按揉**
按摩时间：**1分钟**
按摩力度：★★

<<< 3

按摩部位：**肝俞穴**
按摩手法：**点按**
按摩时间：**1分钟**
按摩力度：★★★

<<< 4

按摩部位：**心俞穴**
按摩手法：**点按**
按摩时间：**1分钟**
按摩力度：★★★

第九章　小儿疾病的指压按摩

127

小儿疳积

揉揉捏压消百病全书

疳积又称"小儿营养不良",具体症状如下：恶心呕吐、不思饮食、腹胀腹泻；烦躁不安、哭闹不止、睡眠不实、喜欢俯卧、手足心热、口渴喜饮、两颧发红；小便混浊、大便时干时溏；面黄肌瘦、头发稀少、头大颈细、肚子大、精神不振。

● 病理病因

哺食过早，或者过食肥甘生冷的食物，损伤脾胃之气，耗伤气血津液，出现消化功能紊乱而发生疳积。慢性腹泻或长期呕吐的患儿，治疗不彻底也会引起疳积。某些疾病如婴幼儿先天性幽门狭窄、腭裂、传染病、寄生虫病等，也会引起小儿疳积。

食疗保健

山药米粥 ▶ 干山药片100克，小黄米100克，白糖适量。将小黄米淘洗干净，与山药片一起碾碎，入锅，加水适量，熬成粥，加白糖调味，给小儿喂食。此方调补脾胃、滋阴养液，对小儿疳积有很好的疗效。

鹌鹑蛋粥 ▶ 鹌鹑蛋5个，粳米50克。将鹌鹑蛋洗净，煮熟，去壳；粳米洗净。将粳米加水煮粥，将熟时，下入鹌鹑蛋即可。每日2次，空腹服食，连服5日。

● 健康贴士

1. 对小儿腹部和脐部进行掌摩法的按摩，然后进行捏脊的按摩，治疗效果更好。

2. 经常带小儿到户外活动，呼吸新鲜空气，多晒太阳，有利于增强小儿体质。

3. 喂养要得当，定时、定量喂奶，进食营养丰富、易于消化的食物。

4. 提倡母乳喂养，添加辅食时要合理搭配，循序渐进。

5. 注意小儿的饮食卫生，积极预防各种肠道传染病和寄生虫病。

对症按摩

精确取穴 ▶

① 中脘穴
在上腹部，前正中线上，当脐中上4寸。

② 天枢穴
中腹部，平脐中，距脐中2寸处即是。

③ 大肠俞穴
在腰部，第4腰椎棘突下，旁开1.5寸。

④ 胃俞穴
在腰部，第十二胸椎棘突下，旁开1.5寸。

按摩步骤 ▶

◀◀◀ ①
按摩部位：中脘穴
按摩手法：指揉
按摩时间：3分钟
按摩力度：★★

◀◀◀ ②
按摩部位：天枢穴
按摩手法：指揉
按摩时间：3分钟
按摩力度：★★

◀◀◀ ③
按摩部位：大肠俞穴
按摩手法：指揉
按摩时间：1分钟
按摩力度：★★★

◀◀◀ ④
按摩部位：胃俞穴
按摩手法：指揉
按摩时间：3分钟
按摩力度：★★★

第九章 小儿疾病的指压按摩

128

小儿咳嗽

病症概述 外感咳嗽的小儿，咳嗽有痰，鼻塞，流涕，头痛。内伤咳嗽的患儿多是久咳，身体略发热，可能干咳少痰，或咳嗽痰多，多伴有食欲不振，神疲乏力，形体消瘦等症状。

● 病理病因

　　小儿脏腑娇嫩，外感、内伤等多种原因均易伤肺而导致咳嗽。外感风寒，肺气不宣；燥邪上犯导致呼吸道干燥，咽喉不利，都可导致咳嗽。如果小儿平时就是体虚或肺阴虚损，肺气上逆，或者脾胃虚寒，内生痰湿也可引起咳嗽。

食疗保健

知母玉竹饮 ▶ 知母60克，玉竹60克，蜂蜜300毫升。将知母、玉竹用清水快速洗干净，一起放入瓦罐中，再加上冷水1000毫升，用小火煎1小时左右。将药汁、蜂蜜一起倒入大瓷盆内，加上盖子，旺火隔水蒸2小时即可。

金银花蜂蜜饮 ▶ 金银花8克，蜂蜜适量，白糖适量（依个人口味而定）。将金银花放入瓷杯中，以沸水冲泡，然后在温水中浸泡10分钟。再调入蜂蜜、白糖拌匀即可。趁热顿服，每日3次。此方具有清热、润肺的良好功效。

● 健康贴士

1. 注意小儿的保暖，预防风寒。让患儿适当休息，多饮开水。
2. 选用清淡多汁的蔬菜瓜果类，或具有性凉清热、生津利咽作用的食物。
3. 患儿咳嗽发作期间，忌食油腻、荤腥或过咸、过酸的食物。
4. 患儿居住的房间要注意通风，保持室内空气流通，避免煤气、烟尘等刺激。

揉揉捏压消百病全书

对症按摩

① 天突穴
胸骨上窝中央。

② 太阳穴
在耳郭前面，前额两侧，外眼角延长线的上方，或两眉梢后凹陷处。

③ 风门穴
背部，第2胸椎棘突下，旁开1.5寸。

④ 大椎穴
人体的颈部下端，第7颈椎棘突下凹陷处。

按摩步骤 ▶▶

◀◀◀ ①
按摩部位：**天突穴**
按摩手法：**按揉**
按摩时间：**1分钟**
按摩力度：★★

◀◀◀ ②
按摩部位：**太阳穴**
按摩手法：**指压**
按摩时间：**1分钟**
按摩力度：★★

◀◀◀ ③
按摩部位：**风门穴**
按摩手法：**按揉**
按摩时间：**2分钟**
按摩力度：★★★

◀◀◀ ④
按摩部位：**大椎穴**
按摩手法：**按揉**
按摩时间：**2分钟**
按摩力度：★★★

第九章 小儿疾病的指压按摩

129

小儿遗尿

病症概述

遗尿指的是在睡眠中不知不觉小便。一般以5～15岁小儿较多见。一般情况下，小儿在3～4岁开始控制排尿，如果5～6岁以后还经常性遗尿，每周2次以上并持续达6个月就是"遗尿症"。

● 病理病因

患儿因为没有受到排尿训练，没有良好的夜间排尿习惯，久之容易发生夜间遗尿。睡眠环境或气温的突然变化，小儿没有适应也可能发生遗尿。

对症按摩

精确取穴 ▶

膀胱俞穴
后正中线旁开1.5寸，平第2骶后孔。

❶

● 健康贴士

白天应注意不要让小儿过度疲劳。要小儿养成睡觉之前排空小便再上床的习惯。鼓励小儿在排尿中间中断排尿，然后再把尿排尽，训练并提高小儿膀胱括约肌控制排尿的能力。每日适当控制小儿饮水，尤其晚饭前后少喝水。

❷

白环俞穴
后正中线旁开1.5寸，平第4骶后孔。

按摩步骤 ▶

‹‹‹ 1

按摩部位：**膀胱俞穴**
按摩手法：**按揉**
按摩时间：**2分钟**
按摩力度：**★★★**

‹‹‹ 2

按摩部位：**白环俞穴**
按摩手法：**按揉**
按摩时间：**2分钟**
按摩力度：**★★★**

手把手教你做指压

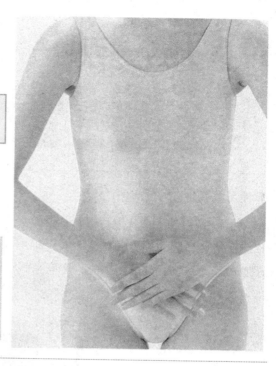

方法一

以温暖的手掌置于中极穴上可温补阳气

力度	节奏	时间/分钟
轻	长	5

指压手法
　　特意将双手温热后，两手掌交叠置于小儿下腹部的中极穴之上，一直到其下腹部感觉有温暖的刺激为止，中极穴的位置如右图所示。

方法二

用暖暖袋温热腰部的膀胱俞穴

力度	节奏	时间/分钟
中	中	5

指压手法
　　用暖暖袋温暖小儿左右两边的膀胱俞穴，或是让小儿仰卧将拳头放在背后的穴位处，以身体的重量来指压。

爱心小提示

关于尿频

◎ 平时可多吃芡实、莲子、白果、乌鸡、五味子、山茱萸、苹果、石榴、肉苁蓉等能补肾、益气、固摄的食物。

◎ 让小儿保持良好的心情，为小儿创造良好的睡眠环境。

130

小儿发热

病症概述

症状表现为：体温异常升高，额头、手足心均发烫。另外还常伴有面赤唇红、烦躁不安、食欲减退、大便干燥恶臭，或者咳嗽流涕、鼻塞、打喷嚏、形体消瘦、盗汗自汗等症。

● 病理病因

由感冒引起的小儿发热最多，这是因为小儿抗病能力不足，对环境冷热变化适应比较慢，因此很容易感染风寒。此外，气温过高、衣服过厚、喝水太少、流汗腹泻等导致的水分严重丢失，房间空气流通性差都会引起小儿发热。一些疾病如风湿免疫性疾病、血液疾病、恶性肿瘤等也会引起小儿发热。

对症按摩

精确取穴 ▶

● 健康贴士

发热患儿应多喝水，卧床休息。病后注意补充营养，避免小儿气血亏损。平时对小儿要加强照顾，避风邪，防外感。保持居室空气流通，新鲜空气有利于小儿散热。

❶

大椎穴

人体的颈部下端，第7颈椎棘突下凹陷处。

❷

风门穴

背部，第2胸椎棘突下，旁开1.5寸处。

按摩步骤 ▶

◀◀◀ 1

按摩部位：**大椎穴**
按摩手法：**按揉**
按摩时间：**2分钟**
按摩力度：★★★

◀◀◀ 2

按摩部位：**风门穴**
按摩手法：**按揉**
按摩时间：**2分钟**
按摩力度：★★★

手把手教你做指压

方法二

用拇指指尖刺激小儿手上的后溪穴

力度	节奏	时间／分钟
轻	中	5

指压手法

只要让小儿握紧拳头，应该不难找到后溪穴。以立起拇指指尖的方法刺激小儿这个穴位是最具疗效的，如下图所示。

方法一

用吹风机的热风温热小儿的风门穴

力度	节奏	时间／分钟
中	中	3

指压手法

左右晃动吹风机，以热风吹热小儿的风门穴，能使其背部积留的寒气消散。而以热风来刺激小儿背部肌肉，只要肌肉因温热而得以伸展，即可有助于缓解感冒。

爱心小提示

感冒发热时需注意

◎ 尽量不要带小儿去人群聚集的地方，如果非去不可，一定要给小儿戴口罩。
◎ 乘坐公共交通工具的时候，要尽量让小儿戴口罩。
◎ 感冒发热时不要给小儿乱吃药，要先到医院查明原因，然后对症下药。

(131)

小儿痢疾

病症概述

痢疾以腹痛、腹泻、便下赤白等为主要症状。由感受湿热或寒湿导致，多见于夏秋两季。患儿肛门灼热，伴有烦渴，小便短赤或便下白色发黏，舌头发红，嘴唇发干，指纹发紫。

● 病理病因

感受湿热：湿热入侵肠胃，郁结于内，与气血相搏，大肠气机受阻，升降失常，使肠壁、脉络受损，传导功能受损而致痢疾。感受寒湿：脾胃素虚，大肠虚弱，风寒暑湿之邪乘虚而入，凝结于胃肠，以致气机不畅，肠道传导失职而导致痢疾。

对症按摩

● 健康贴士

按摩穴位前后，如配合摩腹和捏脊，治疗效果更好。对发病急剧、病情较重的中毒性痢疾的患儿，要立即送往医院进行急救。

精确取穴 ▶

❶ 足三里穴

外膝眼下3寸，胫骨前嵴外1横指处。

❷ 上巨虚穴

小腿前外侧，当犊鼻穴下6寸，足三里穴与下巨虚穴连线的中点处。

按摩步骤 ▶

<<< 1

按摩部位：**足三里穴**
按摩手法：**按压**
按摩时间：**2分钟**
按摩力度：★★★

<<< 2

按摩部位：**上巨虚穴**
按摩手法：**按压**
按摩时间：**2分钟**
按摩力度：★★★

小儿食积

病症概述

内积：面黄肌瘦，烦躁多啼，夜卧不安，食欲不振，伴有呕吐，腹部胀实，可能伴有腹痛，小便赤黄，大便酸臭。脾虚：面色发黄，患儿困倦乏力，喜欢抚按，精神疲惫，形体消瘦，夜卧不宁，不思饮食，伴有呕吐，大便稀薄酸臭。

● 病理病因

食积可分为伤乳与伤食。伤乳：多因哺乳不节，食乳过量或乳液变质，冷热不调，停积胃中，壅而不化所致。伤食：多因饮食喂养不当，偏食或嗜食，饱食无度，杂食乱吃，生冷不节；或食物不化；或过食肥甘厚腻及不易消化的食物所致。

对症按摩

● 健康贴士

乳母不宜吃过于辛辣刺激的食物。注意保持小儿口腔的清洁，防止口腔黏膜破损。体质虚弱的小儿，要注意补充营养和日常护理。

精确取穴 ▶

❶ **中脘穴**

在上腹部，前正中线上，当脐中上4寸。

❷ **神阙穴**

位于人体的中腹部，脐中央。

按摩步骤 ▶

◀◀◀ 1

按摩部位：中脘穴
按摩手法：按揉
按摩时间：3分钟
按摩力度：★★

◀◀◀ 2

按摩部位：神阙穴
按摩手法：指压
按摩时间：3分钟
按摩力度：★★

本章看点

- **雀斑**
  常按迎香、四白、地仓、肾俞等穴，可有效缓解雀斑

- **痤疮**
  常按外关、曲池、合谷、三焦俞等穴，可有效缓解痤疮

- **脸部细纹**
  常按印堂、攒竹、颊车、足三里等穴，可有效缓解脸部细纹

- **黑眼圈**
  常按睛明、攒竹、瞳子髎、肝俞等穴，可有效缓解黑眼圈

- **头发干枯**
  常按百会、风池等穴，可有效缓解头发干枯

- **黑斑**
  常按承泣、四白等穴，可有效缓解黑斑

- **眼袋**
  常按攒竹、承泣等穴，可有效缓解眼袋

- **酒糟鼻**
  常按印堂、迎香等穴，可有效缓解酒糟鼻

- **白发**
  常按上星、百会等穴，可有效缓解白发

- **脱发**
  常按头部、风池等穴，可有效缓解脱发

第十章
女性必学的美容穴

爱美之心，人皆有之。按摩美容，其实就是指在人体一定部位施以不同手法的按摩，疏经通络、活血化淤、调和气血，最终达到防止皱纹、延缓衰老、润泽肌肤的目的。本章中涉及的影响到美容的病症有黄褐斑、黑斑、痤疮、酒糟鼻、黑眼圈、脸部细纹、白发、脱发等。例如按摩印堂和迎香这2个穴位可以治疗酒糟鼻。

雀斑

病症概述

雀斑是一种黄褐色斑点，大约小米大小，因为形状很像雀卵，所以俗称为雀斑。这是一种色素沉积的障碍性皮肤病，是由于皮肤表皮基底层的黑色素细胞生成的黑色素过多而导致的症状，浅色皮肤者以及女性罹患居多，有时还有遗传的情况。

● 病理病因

雀斑的数量，和皮肤接触阳光的次数、时间和程度有关系。雀斑颜色会因黑色素沉积的多寡而有所不同，一般是浅褐色的斑点，再加深一点变成褐色，接着形成比较明显的咖啡色，最后则是变成深咖啡色。雀斑不太可能根治，有些是遗传，有些是后天生活习惯及黑色素沉积造成的。在饮食方面建议多食用富含维生素C的水果和蔬菜，可以有效减少黑色素的加深和沉积。

食疗保健

草莓蒲公英汁 ▶
草莓100克，蒲公英50克，猕猴桃2个，柠檬1个，冰块少许。将草莓洗净，去蒂；猕猴桃剥皮后对切为二；柠檬切成3块；蒲公英洗净。将草莓、蒲公英、猕猴桃和柠檬放入榨汁机榨汁，再加入少许冰块即可。

柠檬菠菜柚汁 ▶
柠檬1个，菠菜100克，柚子120克，冰块少许。将柠檬洗净后连皮切3块；柚子去皮后去除果囊及种子；菠菜洗净，折弯。将柠檬、菠菜、柚子肉放入榨汁机榨汁，再加入冰块即可。

● 健康贴士

1. 尽量减少或避免强烈阳光的直接照射。
2. 游泳或日光浴时，应事先涂抹防晒霜。
3. 建议多食用富含维生素的水果、蔬菜，减少黑色素的沉积和加深。
4. 按摩结束可稍做休息，或喝水补充水分，不要过度劳累。
5. 保持情绪安定，生活要有规律，避免精神紧张。

对症按摩

精确取穴 ▶▶

① 迎香穴
　　人体的面部，在鼻翼旁开约1厘米的皱纹中。

② 四白穴
　　人体面部，双眼平视时，瞳孔正中央当眶下孔凹陷处。

③ 地仓穴
　　人体的面部，口角外0.4寸，上直对瞳孔处。

④ 肾俞穴
　　在腰部，第2腰椎棘突下，旁开1.5寸。

头维
印堂 攒竹
睛明 瞳子髎
承泣
四白 下关
迎香
地仓 颊车
大迎
人迎

肝俞
三焦俞
命门 肾俞
上髎
次髎
中髎
下髎

按摩步骤 ▶▶

《《《 ①
按摩部位：迎香穴
按摩手法：指压
按摩时间：1分钟
按摩力度：★★

《《《 ②
按摩部位：四白穴
按摩手法：指压
按摩时间：1分钟
按摩力度：★★

《《《 ③
按摩部位：地仓穴
按摩手法：指压
按摩时间：1分钟
按摩力度：★★

《《《 ④
按摩部位：肾俞穴
按摩手法：按揉
按摩时间：1分钟
按摩力度：★★★

第十章 女性必学的美容穴

(134)

痤疮

病症概述

痤疮俗称"青春痘"，是青春期常见的一种慢性毛囊皮脂腺炎症性疾病。面疱为明显扩大的毛孔中的黑点，挤出后形如小虫，顶端发黑。好发于脸部，尤其是前额、双颊部，其次是胸部、背部及肩部。

● 病理病因

青春期体内激素分泌旺盛，性激素增加，刺激皮脂腺分泌增多，皮脂透过毛囊口排出到皮肤表面，与空气中的灰尘混合后堵塞于毛囊口，使增多的油脂和废物无法及时排除，感染细菌而形成痤疮。痤疮的形成，主要是因为内分泌失调、便秘、皮肤不干净、毛囊堵塞、服用激素药物、情绪、压力等因素。巧克力、油炸类、奶油、熏烤类等食物食用过多，会影响内分泌的平衡，变成更严重的痤疮。

食疗保健

大蒜白及煮鲤鱼 ▶ 鲤鱼1条（约350克），大蒜10克，白及15克。将鱼去鳞、腮及内脏，洗净切成段。鲤鱼与大蒜、白及加水一同煮汤，煮至鱼肉熟后即可。吃鱼喝汤，每日1剂，连服数天。

生大黄绿豆汤 ▶ 绿豆150克，生大黄5克，山楂20克，车前子15克，黄芪15克，红糖适量。药材分别洗净，沥水；绿豆泡发。山楂、车前子、生大黄、黄芪加水煮开，再转入慢火熬20分钟，滤取药汁，去渣备用。药汁加泡好的绿豆放入电锅煮烂，最后加适量红糖即可。

● 健康贴士

1. 经常用温水清洗脸部，不宜用强碱性的肥皂。洗脸时彻底清洁，特别是油性皮肤的人，以中性肥皂（pH7.5）清洗2次。但使用中性肥皂清洗的次数请勿过多，以免皮肤过于干涩，发生脱皮。

2. 勿食煎炸炒爆、香燥助火的食物；多吃水果、蔬菜，保持大便通畅。

3. 不要用手挤压患处，以防引起感染或愈后留下瘢痕。

4. 避免使用含油脂较多的化妆品。

对症按摩

①外关穴
　　在前臂背侧，当阳池穴与肘尖的连线上，腕背横纹上2寸，尺骨与桡骨之间。

②曲池穴
　　屈肘成直角，在肘横纹外侧端与肱骨外上髁连线中点处。

③合谷穴
　　手背第1、2掌骨间，第2掌骨桡侧的中点处。

④三焦俞穴
　　在腰部，第1腰椎棘突下，旁开1.5寸。

曲池
外关
合谷

肝俞
三焦俞
命门・　・肾俞
上髎
次髎
中髎
下髎

按摩步骤 ▶▶

◀◀◀　①

按摩部位：**外关穴**
按摩手法：**指压**
按摩时间：**1分钟**
按摩力度：★★★

◀◀◀　②

按摩部位：**曲池穴**
按摩手法：**按揉**
按摩时间：**1分钟**
按摩力度：★★★

◀◀◀　③

按摩部位：**合谷穴**
按摩手法：**按揉**
按摩时间：**1分钟**
按摩力度：★★★

◀◀◀　④

按摩部位：**三焦俞穴**
按摩手法：**按揉**
按摩时间：**1分钟**
按摩力度：★★★

135

136 脸部细纹

病症概述

随着年龄增长，皮肤的细胞组织功能开始下降，细胞的新陈代谢速度降低，皮肤失去弹性逐渐松弛、失去紧实度。脸部多少会出现由疏到密、由浅到深的纹路，浅的称为细纹，深的称皱纹。主要是出现在额头的鱼尾纹和微笑纹上。

● 病理病因

皮肤长期或时常暴晒在紫外线下，累及黑色素和皮肤细纹，造成皮肤脱水或萎缩。外出时不注意擦防晒霜或是乳液，尤其是眼睛周围，最容易使皮肤长细纹和老化。另外，长期处于压力的环境中，会导致皮肤加速老化。尤其是电脑族、夜猫族，过多使用眼睛，造成眼部水肿、黑眼圈、皮肤松弛，继而便促使了脸部细纹的出现。

食疗保健

酸甜西芹双萝饮 ▶ 凤梨120克，柠檬半个，蜂蜜适量，红萝卜300克，西芹30克。先将凤梨洗净、去皮，切块；柠檬切片；红萝卜洗净，切块；西芹洗净，切段。除了蜂蜜以外的所有材料，均放入榨汁机中榨汁。最后将果汁倒入杯中，加入蜂蜜搅匀即可。

鳄梨柠檬橙汁 ▶ 鳄梨300克，柳橙1个，柠檬1个。将鳄梨洗净，去皮与籽，切成小块；柳橙洗净，去皮；柠檬切片。把鳄梨、柳橙、柠檬放入榨汁机中，加适量水，搅匀即可。

● 健康贴士

1. 保持心情愉快，精神乐观。

2. 均衡的饮食是减少细纹产生的法宝，尤其要多摄取富含维生素A、B族维生素、维生素C，以及蛋白质的食物。

3. 微笑时不必太用力，有许多得近视的人容易眯着眼睛，导致年纪轻轻就出现皱纹，因此要注意预防近视。

4. 每次在清洁肌肤后涂上滋润霜，并坚持每周做1次面部补水分护理。

对症按摩

精确取穴 ▶

① 印堂穴
位于前额部，两眉头间连线与前正中线之交点处。

② 攒竹穴
面部，眉头凹陷中，眶上切迹处。

③ 颊车穴
在下颌角前上方约1横指，按之凹陷处，当咀嚼时咬肌隆起的最高点处。

④ 足三里穴
外膝眼下3寸，胫骨前嵴外1横指处。

按摩步骤 ▶

◀◀◀ 1

按摩部位：印堂穴
按摩手法：指压
按摩时间：2分钟
按摩力度：★★

◀◀◀ 2

按摩部位：攒竹穴
按摩手法：指压
按摩时间：1分钟
按摩力度：★★

◀◀◀ 3

按摩部位：颊车穴
按摩手法：指压
按摩时间：1分钟
按摩力度：★★

◀◀◀ 4

按摩部位：足三里穴
按摩手法：按揉
按摩时间：2分钟
按摩力度：★★★

第十章 女性必学的美容穴

136

137 黑眼圈

病症概述

黑眼圈是由于经常熬夜，情绪不稳定，眼部及眼周围皮肤疲劳过度或衰老，静脉血管血流速度过于缓慢，造成眼部皮肤红细胞供氧不足，静脉血管中二氧化碳及代谢废物积累过多，逐渐形成慢性缺氧，血液较暗并形成滞流，而造成的眼部色素沉着。

● 病理病因

眼周血液循环不良引起了眼周淤血，加上眼周肌肤特别薄，容易透出淤血阴影。长期睡眠不足，过度疲劳，肝胆疾病，气血不足，内分泌紊乱，局部静脉曲张，外伤等都可能导致黑眼圈形成或加重。眼睑老化松弛，皮肤皱在一起造成外观肤色加深，进而形成黑眼圈。而常用化妆品者，可能有某些深色的化妆品微粒渗透到眼睑内，久之，则呈现出黑眼圈。

食疗保健

银耳猪肝汤 ▶ 银耳30克，猪肝300克，生姜5克，红枣1颗，盐少许。银耳浸透；猪肝切片；生姜去皮切片；红枣去核。瓦锅加入适量清水烧开，放入银耳、生姜和红枣，继续用中火煲1小时左右，再加入猪肝，待猪肝熟透，即可食用。

苹果生鱼汤 ▶ 苹果2个，生鱼1条，生姜2片，红枣10颗，盐、食用油各少许。生鱼处理干净后放入油锅煎至鱼身成微黄色；苹果去皮去心去蒂，切成块状；生姜去皮切片，红枣去核。瓦锅内加入适量清水，用猛火烧至水开，然后放入苹果、生姜、红枣和鱼，用中火继续炖2小时左右，加入盐调味即可食用，吃鱼喝汤。

● 健康贴士

1. 按摩的力度一定要轻柔，而且应配合眼霜来使用，可以避免大力拉扯而损伤肌肤。
2. 使用适当的眼部卸妆用品，彻底卸除所有眼部化妆物。
3. 成分过重的眼霜会使双眼显得水肿，应选择配方较柔和的眼霜或啫喱。
4. 常吃些富含优质蛋白的食物、动物肝脏及西红柿、土豆之类的蔬菜。

对症按摩

精确取穴 ▶▶

① 睛明穴
位于面部，目内眦稍内上方凹陷处。

② 攒竹穴
在面部，当眉头凹陷中，眶上切迹处。

③ 瞳子髎穴
目外眦外侧约0.5寸，眶骨外缘凹陷中。

④ 肝俞穴
在背部，当第9胸椎棘突下，旁开1.5寸。

头维
印堂 攒竹
睛明 承泣 瞳子髎
四白 下关
迎香
地仓 颊车
大迎
人迎

肝俞
三焦俞
命门 肾俞
上髎
次髎
中髎

按摩步骤 ▶▶

◀◀◀ 1

按摩部位：睛明穴
按摩手法：指压
按摩时间：1分钟
按摩力度：★★

◀◀◀ 2

按摩部位：攒竹穴
按摩手法：指压
按摩时间：1分钟
按摩力度：★★

◀◀◀ 3

按摩部位：瞳子髎穴
按摩手法：指压
按摩时间：1分钟
按摩力度：★★

◀◀◀ 4

按摩部位：肝俞穴
按摩手法：按揉
按摩时间：1分钟
按摩力度：★★★

(137)

头发干枯

病症概述

头发干枯是指头发失去水分和油脂的滋润，而导致头发干枯易折断，发尾出现分叉现象。长期睡眠不足和疲劳过度，吸烟过多，某些疾病的伤害，如贫血、低钾均会造成头发干枯。

● 病理病因

头发的生长有赖于精血的滋养，发为血之余，又为肾之外华，心主血、肾藏精，因此头发的润泽与否，和心肾功能有着非常密切的关系。要保持头发的光亮、柔顺，关键是要保持人体脏腑气血充沛，经络通畅。

对症按摩

精确取穴 ▶

百会

① 百会穴
位于头部，当前发际正中直上5寸，或两耳尖连线中点处。

风府 ● 风池

大杼 ● ● 肩井

② 风池穴
位于后颈部，后枕骨下，两条大筋外缘陷窝中，相当于与耳垂齐平。

● 健康贴士

要时常按摩头皮，每次按摩5～8分钟，可帮助头皮松弛舒压，促使头皮的血液循环，同时也可以减少头皮屑的残留。定期更换洗发水品牌，减少抗药性形成或化学物质累积残留的问题。

按摩步骤 ▶

<<< 1
按摩部位：**百会穴**
按摩手法：**按揉**
按摩时间：**1分钟**
按摩力度：★★★

<<< 2
按摩部位：风池穴
按摩手法：拿法
按摩时间：1分钟
按摩力度：★★

黑斑

病症概述

黑斑又称"蝴蝶斑"，是多见于中青年女性的脸部色素沉着性皮肤病。主要为黄褐色或深褐色斑点，常对称于颜面颧部及颊部而呈蝴蝶形，也可扩散至前额、鼻、口或颊部。

● 病理病因

妊娠期或是长期使用避孕药物的女性，由于体内雌性激素分泌增多，刺激皮肤黑色素细胞，致使黑色素产生增加。肝脏的代谢功能较差的患者，因为内分泌障碍，会形成黑色素沉着。有些食品含汞、铜、银等重金属，多食都会形成黑斑。

● 健康贴士

多吃天然食品，尤其是含有丰富维生素C的水果，例如柠檬、橙子、橘子、葡萄、猕猴桃等可以淡化斑点，将细胞自由基中和。

对症按摩

精确取穴 ▶

头维
印堂 攒竹
晴明 承泣 瞳子髎
四白 下关
迎香
地仓 颊车
大迎
人迎

❶ 承泣穴
面部，瞳孔直下，眼球与眼眶下缘之间。

❷ 四白穴
目正视，瞳孔直下，当眶下孔凹陷处。

按摩步骤 ▶

‹‹‹ 1

按摩部位：承泣穴
按摩手法：指压
按摩时间：1分钟
按摩力度：★★

‹‹‹ 2

按摩部位：四白穴
按摩手法：指压
按摩时间：1分钟
按摩力度：★★

眼袋

病症概述

一般来讲，成年人，尤其是女性，在25~30岁之间就会出现眼袋。这多半是脂肪堆积的结果。

● 病理病因

中老年人的上、下眼睑部组织膨大凸出，眼睛四周的肌肉逐渐松弛、老化，使得肌肉衰弱无力、缺乏弹性，造成眼睑组织松垮而形成眼袋。除了年纪以外，心理压力过大、生活苦恼、思绪紊乱、极度悲伤、倦怠等使身体功能衰减，也会形成眼袋。另外睡前喝水，第2天也容易造成眼部水肿。

对症按摩

● 健康贴士

睡前不要大量喝水，睡眠时间要符合生理周期，且要保证足够的睡眠时间。切记不要熬夜，熬夜会形成黑眼圈，更容易形成眼袋。

精确取穴 ▶

头维
印堂 攒竹
睛明 承泣 瞳子髎
四白 下关
迎香 颊车
地仓
大迎
人迎

❶

攒竹穴
眉头凹陷中，目内眦直上。

❷

承泣穴
人体面部，瞳孔直下，眼球与眼眶下缘之间。

按摩步骤 ▶

◀◀◀ 1

按摩部位：	攒竹穴
按摩手法：	按揉
按摩时间：	1分钟
按摩力度：	★★

◀◀◀ 2

按摩部位：	承泣穴
按摩手法：	按揉
按摩时间：	1分钟
按摩力度：	★★

酒糟鼻

第十章 女性必学的美容穴

病症概述

酒糟鼻俗称"红鼻头"，患者鼻部发红，上起栗粒状红疹、脓疱，状如酒糟。酒糟鼻一般多为老年人发生的皮肤疾病，是因为鼻子周围的血管扩张、变形、扭曲以及发炎而造成的一种症状。

● 病理病因

现代医学认为，螨虫是本病发生的主要原因，另外，胃肠功能紊乱、内分泌障碍及嗜酒等也可引发本病。有些患者属于油性皮肤，过度的油脂分泌，加上平常油类、炸类食品食用过量，导致肝火上淡，热毒积聚在皮肤上。再加上不良的生活习惯，例如喝酒、吸烟等，最后就导致酒糟鼻的发生了。

对症按摩

精确取穴 ▶

头维
印堂 攒竹
睛明 承泣 瞳子髎
四白 下关
迎香
地仓 颊车
大迎
人迎

❶

印堂穴
位于前额部，两眉头间连线与前正中线之交点处。

● 健康贴士

经常用温水清洗脸部，不宜用强碱性的肥皂，可选用硫磺香皂。戒烟酒，少食或禁食辛辣及油腻的食物。多吃水果、蔬菜，保持大便畅通。

❷

迎香穴
人体的面部，在鼻翼旁开约1厘米的皱纹中。

按摩步骤 ▶

‹‹‹ 1

按摩部位：印堂穴
按摩手法：指按
按摩时间：1分钟
按摩力度：★★

‹‹‹ 2

按摩部位：迎香穴
按摩手法：按揉
按摩时间：1分钟
按摩力度：★★

白发

病症概述

年龄不到40岁，头发就由黑变白，俗称"少年白"。白头发是因为头皮上毛囊的黑色素老化或不足，无法持续提供头发黑色素，而形成的白发的症状。

● 病理病因

白发除了先天的遗传因素以外，与压力过大、疲劳熬夜、用脑过度、头皮受过伤害、情绪容易紧张焦虑等因素都有关系。甲状腺功能减退、恶性贫血都可能是引起白发的原因。此外，劣质的染发药剂，容易引起过敏而造成白发。

对症按摩

● 健康贴士

饮食方面要注意补充营养，多摄取含有锌、铜的食物，例如黑芝麻、黑葡萄、黑豆、黑麦、何首乌等。平常要多补充蛋白质、碱性食物，尽量少吃酸性食物，以免刺激身体，加速细胞的老化。染发时要使用植物性染发剂，减少对头发的刺激与伤害。

精确取穴 ▶▶

上星   百会

❶

上星穴
位于人体的头部，当前发际正中直上1寸。

翳风

人迎

❷

百会穴
位于头部，当前发际正中直上5寸，或两耳尖连线中点处。

按摩步骤 ▶▶

《《《 ①

按摩部位：上星穴
按摩手法：指压
按摩时间：1分钟
按摩力度：★★★

《《《 ②

按摩部位：百会穴
按摩手法：指压
按摩时间：1分钟
按摩力度：★★★

脱发

病症概述

此症状的患者脱发区域的头皮光滑发亮，没有炎性充血发红、鳞屑及瘢痕。大多数的患者，仅有一块或数块的脱发区域，也有少数的严重患者，在脱发区域逐渐扩大，甚至全部头发脱落，称为"全秃"。

● 病理病因

中医认为本病多由血虚受风，风盛血燥，发失所养所致，并与情感所伤有关。正常人1天脱发50~100根，如果因为压力、生活习惯而每日脱发超过100根，就要及时调整。如果连续2~3个月都这样脱发，就可能是秃头的征兆。

对症按摩

精确取穴 ▶

① 头部

②

风池穴
位于后颈部，后枕骨下，两条大筋外缘陷窝中，相当于与耳垂齐平。

百会

风府 ● 风池

● 大杼   肩井

● 健康贴士

可用生姜片擦揉脱发部位，使头皮发热变红，每日2次，刺激头发生长。多补充蛋白质，如低脂牛奶、蛋类，并且增加维生素的摄取，尤其是维生素A、维生素B_5、维生素C、维生素E；最久2天洗头1次，保持头发的清洁。

按摩步骤 ▶

1
按摩部位：头部
按摩手法：抓捏
按摩时间：1分钟
按摩力度：★★

2
按摩部位：风池穴
按摩手法：拿法
按摩时间：1分钟
按摩力度：★★

第十章 女性必学的美容穴

本章看点

- **小脸秀气**
  常按下关、颊车等穴，可使小脸变秀气

- **下颌尖尖**
  常按大迎、人迎等穴，可使下颌变尖

- **颈部秀美**
  常按翳风、人迎等穴，可使颈部变秀美

- **美丽香肩**
  常按肩井、大杼等穴，可使肩膀变美丽

- **胸部丰满**
  常按天池、乳根等穴，可使胸部更丰满

- **腹部平坦**
  常按中脘、天枢等穴，可使腹部变平坦

- **可爱臀部**
  常按臀部及承扶穴，可使臀部更可爱

- **小腿健美**
  常按小腿肚及承山穴，可使小腿更健美

第十一章
按出好身材的减肥穴

　　无论是"小腹婆"还是"虎背熊腰"，无论是"大饼脸"还是"大象腿"，无论是"飞机场"还是"水桶身材"，都是影响玲珑身材的大问题。按摩塑身，相比吃药或上医院抽脂来说，不仅免去了吃药开刀之苦，而且简单易行。本章对从头到脚的身材问题都提供了穴位按摩的方法，帮助爱美女士塑造"S"身材。

小脸秀气

病症概述

对于爱美的女性来说，庞大的"大饼脸"是美丽的重大障碍，纵使是个美人胚子，美丽的眼睛也有可能被多余的赘肉挤得变形。

● 病理病因

脸形大部分是遗传上一代，有方脸、圆脸、瓜子脸等，主要构造是不同的骨架，搭配脸部肌肉的组织，最后决定脸部的样子。由于水肿或者脂肪堆积的原因，面部及下颌部往往会有很多赘肉，形成"大饼脸"。

对症按摩

精确取穴 ▶

● 健康贴士

要持之以恒地进行脸部按摩，促进脸部的血液循环。按摩要速度缓慢，动作沉稳，力度适中。少吃油炸、熏烤、刺激、重口味的食品。

❶ 下关穴
面部耳前方，当颧弓与下颌切迹所形成的凹陷中。

❷ 颊车穴
在下颌角前上方约1横指，按之凹陷处，当咀嚼时咬肌隆起的最高点。

按摩步骤 ▶

≪≪≪ 1

按摩部位：**下关穴**
按摩手法：**指按**
按摩时间：**1分钟**
按摩力度：★★★

≪≪≪ 2

按摩部位：**颊车穴**
按摩手法：**按揉**
按摩时间：**1分钟**
按摩力度：★★

下颌尖尖

病症概述

有的人不用低头，"双下巴"也非常明显。尽管有人说这是一种"富有"的象征，但给人的感觉并不美。只要勤劳地做下颌指压运动，一定可以消除"双下巴"，恢复优雅的下颌。

● 病理病因

"双下巴"是令许多人烦恼的问题，年龄增长、缺乏运动都有可能导致下颌肌肉松弛、脂肪积聚过多而造成"双下巴"。松弛的"双下巴"，以按摩治疗效果最好，不但能消除脂肪，还能促进脸部血液循环，此外还可以、分解下颌的脂肪，帮助消耗热量。

对症按摩

精确取穴 ▶

● 健康贴士

在洗脸时用冷水拍下颌也有助于肌肉收缩，再配合穴位指压法，效果更佳。多吃富含纤维的蔬果，有助于帮助消化，减少脂肪的堆积。

人迎穴

颈部，喉结旁1.5寸，胸锁乳突肌的前缘，颈总动脉搏动处。

大迎穴

在下颌角前下方约1.3寸，咬肌附着部前缘。当闭口鼓气时，下颌角下方出现一沟形的凹陷中取穴。

按摩步骤 ▶

◀◀◀ 1

按摩部位：大迎穴
按摩手法：指压
按摩时间：1分钟
按摩力度：★★

◀◀◀ 2

按摩部位：人迎穴
按摩手法：指按
按摩时间：1分钟
按摩力度：★★

颈部秀美

病症概述

颈部的保养常为女性所忽视，特别是平时不注意运动或长期伏案工作的女性。随着年龄的增长，颈部的皮肤、肌肉很容易松弛、衰老，出现许多皱纹，脂肪也较容易堆积，以致影响颈部的美观，甚至引起颈、肩疼痛等病症。

● 病理病因

颈部肌肤的厚度只有脸部的2/3，而且胶原蛋白含量也比较少，如果缺乏适当的护理，很容易出现缺水、粗糙、黯沉、松弛和细纹。颈部在一天当中无数次地上抬、低下，还要承受头部的重量，颈部皮肤就更容易加速老化。如果平时坐姿"固定"，缺乏运动，体重增加，颈部的纹路就会提早出现。

对症按摩

精确取穴 ▶

翳风穴

乳突前下方与下颌角之间的凹陷中。

人迎穴

颈部，喉结旁1.5寸，胸锁乳突肌的前缘，颈总动脉搏动处。

● 健康贴士

做颈部按摩时，力度要轻柔、缓慢。防晒工作也要兼顾到颈部。不要再贪恋柔软的高枕，那会加重颈部皱纹。杜绝颈部夹着电话筒的坏习惯。

按摩步骤 ▶

1

按摩部位：**翳风穴**
按摩手法：**点揉**
按摩时间：**1分钟**
按摩力度：★★

2

按摩部位：**人迎穴**
按摩手法：**按揉**
按摩时间：**1分钟**
按摩力度：★★

美丽香肩

病症概述

女人最美的部位，是在颈部和肩膀间的优美曲线。但是日常生活中，好多身材不胖的女性就是因为"虎背熊腰"而被列入"肥胖家族"的行列，也就告别了吊带、露背装……

病理病因

对于肩膀来说，我们用它做几乎所有推拉提东西的运动，因此肩膀也是容易堆积赘肉的地方。许多肥胖的人肩膀到背部之间，堆积了许多脂肪肥肉，变成"腰圆肩粗"。渐渐地，肥胖者的肩膀关节开始不灵活，手臂也开始变粗、变形、松弛。肩膀的赘肉不仅使女性丧失美丽身材，更是为健康埋下了隐患。

对症按摩

精确取穴 ▶

肩井穴
大椎穴与肩峰端连线的中点，即乳头正上方与肩线交接处。

风府　风池

① 肩井
大杼

②

大杼穴
第1胸椎棘突下，旁开1.5寸。

● 健康贴士

按摩时，左手按摩右侧肩井穴、右手按摩左侧肩井穴，而大杼穴的按摩则是以右手按摩右侧大杼穴、左手按摩左侧大杼穴。应分别进行。按摩力度应由轻到重，逐渐增加，使穴位有胀痛感。

按摩步骤 ▶

◀◀◀ 1

按摩部位：肩井穴
按摩手法：按压
按摩时间：2分钟
按摩力度：★★★

◀◀◀ 2

按摩部位：大杼穴
按摩手法：指压
按摩时间：2分钟
按摩力度：★★★

第十一章 按出好身材的减肥穴

胸部丰满

病症概述

胸部丰满是许多女性的梦想，不管任何秘方，都要以不伤害身体为最佳选择。胸部保健按摩能刺激雌激素分泌，促进乳腺发育、肌肉发达，减少乳房周围的脂肪堆积。

● 病理病因

除了身体老化，正常女性乳房较小的原因是发育时所吸收的营养不足，青春发育期比正常人晚、激素分泌不正常、缺乏按摩刺激。睡眠时尽量不要趴着，以免压迫胸部的发育。侧睡比较容易丰胸，想要丰胸的人可以经常侧睡，不过睡压在下方的胸部会比较小。

对症按摩

精确取穴 ▶

● 健康贴士

月经后11~13天是丰胸吉日，发育期尽量多补充富含植物性雌激素的食物，如豆浆、木瓜、蛋奶类食品等。选择穿着舒适的内衣，过小的内衣会让胸部发育受到阻碍。

① 天池穴
乳头外侧1寸，当第4肋间隙中。

② 乳根穴
人体胸部，乳头直下，乳房根部，当第5肋间隙，距前正中线4寸处。

按摩步骤 ▶

1

按摩部位：天池穴
按摩手法：按揉
按摩时间：半分钟
按摩力度：★★★

2

按摩部位：乳根穴
按摩手法：按揉
按摩时间：半分钟
按摩力度：★★★

腹部平坦

病症概述

迈入中年之后，许多女性都是"大腹便便"，腹部"松弛下垂"，成为"小腹婆"，弯腰发现肚子出现"游泳圈"，感觉体重增加，走路比以前容易疲劳，每次运动一下就感到疲累不堪。

◉ 病理病因

"大腹便便""啤酒肚""小腹婆"，都是指腹部过于臃肿，不但影响身材的美观，就连日常行动也容易感到疲惫，最可怕的是容易引发许多疾病。按摩是消除腹部多余脂肪的最好方法，可以让松弛的腹部变得结实。

对症按摩

精确取穴 ▶▶

中脘穴
　　在上腹部，前正中线上，脐中上4寸。

① 健康贴士

　　"4多、5少、2定"：多吃高纤蔬果、多喝水、多动、多按摩；少糖、少油、少盐、少辣、少炸；定时、定量；洗澡前做20个仰卧起坐，可以帮助瘦身。

乳根

天枢穴
　　中腹部，平脐中，距脐中2寸处。

中脘
❶

天枢 ❷

第十一章 按出好身材的减肥穴

按摩步骤 ▶▶

<<< ①

按摩部位：中脘穴
按摩手法：指压
按摩时间：2分钟
按摩力度：★★

<<< ②

按摩部位：天枢穴
按摩手法：指压
按摩时间：2分钟
按摩力度：★★★

可爱臀部

病症概述

臀部可分为下垂型、适中型、上翘型。其中适中型与上翘型都表示臀部较高，属于健美型。健美的臀部，大小适中，臀位属于适中型和上翘型。而体积瘦小或肥大，臀位下垂都属不健美。

● 病理病因

性感的臀部，当然应该要结实、富有弹性、流线漂亮、不要太大，才能展现迷人的自信风采。许多上班族，因为长期坐在办公室或椅子上，缺乏运动，导致骨盆的脂肪渐渐堆积，屁股赘肉增加，缺乏弹性，最后只剩下2大块的脂肪，使臀部呈现松垮、扁平等情况。

● 健康贴士

减少高热量、高胆固醇、高动物性脂肪食物的摄取，才能早日摆脱"大屁股"的困扰。按摩时患者需将全身放松，尽量不要用力，才能发挥指压的按摩疗效。

对症按摩

精确取穴 ▶

三焦俞
命门 · 肾俞
上髎
次髎
中髎
下髎

❶ 臀部

承扶穴
大腿后面，臀横纹的中点处。

❷

承扶

按摩步骤 ▶

‹‹‹ 1

按摩部位：臀部
按摩手法：横擦
按摩时间：2分钟
按摩力度：★★★

‹‹‹ 2

按摩部位：承扶穴
按摩手法：指压
按摩时间：1分钟
按摩力度：★★★

小腿健美

病症概述　　小腿如果不够健美，最常出现俗称的"萝卜腿"。形成的原因有很多，有的是小腿部分长期受力，有的是有心血管疾病的家族遗传史，有的是饮食方面的习惯不良。

● 病理病因

因为长期站立会增加足部的负担，血液都累积在下半身，造成血液回流障碍，容易形成腿部水肿，如果不处理，就更容易形成静脉曲张的疾病。需要长期站立的职业有教师、专柜小姐、交通警察、仓储人员等，这些人员都很容易出现小腿粗壮。

对症按摩

精确取穴 ▶

● 健康贴士

长时间站立的人，可以穿小腿袜紧实小腿，回家用热水敷泡小腿，让肌肉组织放松。睡眠前可以做抬腿的动作，促进腿部的血液循环以减少疼痛。

委中

承山

❶ 小腿肚

❷ **承山穴**
小腿后面正中，当伸直小腿和上提足跟时，腓肠肌肌腹下出现凹陷处。

按摩步骤 ▶

◀◀◀ 1

按摩部位：**小腿肚**
按摩手法：**横擦**
按摩时间：**5分钟**
按摩力度：★★★★

◀◀◀ 2

按摩部位：**承山穴**
按摩手法：**按揉**
按摩时间：**2分钟**
按摩力度：★★★★

常用骨度分寸表

分部	起止点	常用骨度	度量法	说明
头部	前发际至后发际	12寸	直寸	如前后发际不明，从眉心量至大椎穴作18寸，眉心至前发际3寸，大椎穴至后发际3寸
	耳后两乳突（完骨）之间	9寸	横寸	用于量头部的横寸
胸腹部	天突至歧骨（胸剑联合）	9寸	直寸	1.胸部与胁肋部取穴直寸，一般根据肋骨计算，每一肋骨折作1寸6分 2."天突"指穴名，即胸骨上窝
	歧骨至脐中	8寸		
	脐中至横骨上廉（耻骨联合上缘）	5寸		
	两乳头之间	8寸	横寸	横寸胸腹部取穴的横寸，可根据两乳头之间的距离折量。女性可用左右缺盆穴之间的宽度来代替两乳头之间的横寸
腰背部	大椎以下至骶尾	21寸	直寸	背部腧穴根据脊椎定穴。一般临床取穴，肩胛骨下角相当第7（胸）椎，髂嵴相当第16椎（第4腰椎棘突）
	两肩胛骨脊柱缘之间	6寸	横寸	
上肢部	腋前纹头（腋前皱襞）至肘横纹	9寸	直寸	用于手三阴、手三阳经的肌度分寸
	肘横纹至腕横纹	12寸		
侧胸部	腋以下至季胁	12寸	直寸	"季胁"指第11肋游离端
侧腹部	季胁以下至髀枢	9寸	直寸	"髀枢"指股骨大转子

常用骨度分寸表

分部	起止点	常用骨度	度量法	说明
下肢部	横骨上廉至内辅骨上廉（股骨内上髁上缘）	18寸	直寸	用于足三阴经的骨度分寸
	内辅骨下廉（胫骨内侧髁下缘）至内踝高点	13寸		
	髀枢至膝中	19寸	直寸	1.用于足三阳的骨度分寸 2."膝中"的水平线：前面相当于犊鼻穴，后面相当于委中穴
	臀横纹至膝中	14寸		
	膝中至外踝高点	16寸		
	外踝高点至足底	3寸		

[附注] 根据《灵枢·骨度篇》记载：发以下至颐长一尺，两颧之间相去七寸，结喉以下至缺盆中长四寸，足长一尺二寸等。现代临床折量，多以自然标志定位法取穴，或以手指同身寸定位法代之。

附录二 ▶

八段锦

　　八段锦是一套流传已久的健身导引功法，属于气功的动功功法，一共包括8组动作，它不仅具有外功功效，还具有内功功效，可外练筋、骨、皮，内练精、气、神。

第一段锦：双手托天理三焦

　　双手上提，平举，托天，伸展脊柱。可改善驼背、弯腰，促进新陈代谢。

第三段锦：调理脾胃须单举

　　单举手臂，侧边伸展。可疏通肝胆经络及增强消化系统功能。

第二段锦：左右开弓似射雕

　　蹲马步，手拉弓，扩胸。可锻炼肩、背、腰、脚，强化心肺功能。

揉揉捏压消百病全书

第四段锦：五劳七伤往后瞧

双手做提、放及转体动作。可活动脊柱及附近肌肉群。

第五段锦：双手攀足固肾腰

身体伸展，后仰，弯腰。可疏通经脉，锻炼腰、背和强化肾脏功能。

第六段锦：摇头摆尾去心火

弓箭步，转动骨盆腔。可刺激四肢神经及副交感神经，改善心悸及增强肠胃功能。

第七段锦：攒拳怒目增气力

蹲马步，出拳，睁大眼睛。可疏通全身经络，解除肝郁及淤积的气血。

第八段锦：背后七颠百病消

踮脚，憋气缩肛，下蹲。可刺激足跟与经络，强化脊椎。

图书在版编目（CIP）数据

揉揉捏压消百病全书 / 高海波, 刘红主编. —南京:
江苏凤凰科学技术出版社, 2016.6（2021.1 重印）
（含章·健康养生堂书系）
ISBN 978-7-5537-3182-7

Ⅰ.①揉… Ⅱ.①高… ②刘… Ⅲ.①按摩疗法（中
医）– 基本知识 Ⅳ.①R244.1

中国版本图书馆CIP数据核字(2014)第095157号

揉揉捏压消百病全书

主　　　编	高海波　　刘　红
责 任 编 辑	樊　明　　祝　萍
助 理 编 辑	冼惠仪
责 任 校 对	郝慧华
责 任 监 制	方　晨

出 版 发 行	江苏凤凰科学技术出版社
出版社地址	南京市湖南路 1 号 A 楼，邮编：210009
出版社网址	http://www.pspress.cn
印　　　刷	文畅阁印刷有限公司

开　　　本	718 mm × 1 000 mm　1/16
印　　　张	22
字　　　数	250 000
版　　　次	2016年6月第1版
印　　　次	2021年1月第2次印刷

| 标 准 书 号 | ISBN 978-7-5537-3182-7 |
| 定　　　价 | 45.00元 |

图书如有印装质量问题，可随时向我社出版科调换。